看穿身邊的病態人格

> 帶你了解身邊的病態人格者，
> 輕鬆辨識他們的特徵，看穿他們偽裝的方法！

イラスト図解 サイコパス

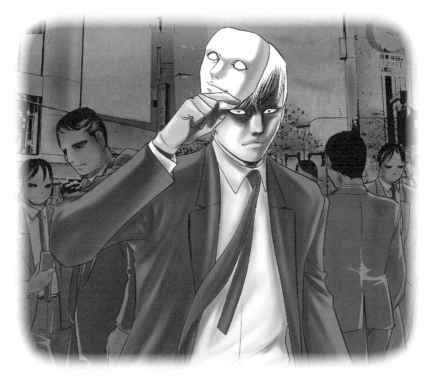

精神科醫師

YUUKI YUU 監修

伊之文 譯

晨星出版

監修者序

大家好，我是精神科醫師Yuuki Yuu。

說到「病態人格者」，你腦海中會浮現什麼樣的人物形象呢？

「像是連環殺人犯之類的吧？」

「殺人不眨眼？」

「世上應該有這樣的人，但跟我扯不上關係。」

「這種人只會出現在電視上或電影裡，現實生活中從來沒遇過！」

大多數人應該都是這麼想的，可是事實真是如此嗎？

說不定其實那些人早就做好偽裝，潛伏在你的身邊，想要趁你沒有察覺時加害於你喔？

在這本書裡，我想要盡量貼近可怕的「病態人格者」的真貌。

順帶一提，經常有人問我：「要怎麼做才能避開病態人格者？」

我會在本書中教大家如何辨認病態人格者，但人們當然會遇到「直到自己受害前都沒看出來」、「他平常看起來很普通，所以沒有察覺他是病態人格者」的情況。

因此，我能提出的第一個建議就是：「若你在日常生活中會認識許多人，那麼其中就會有一定數量的病態人格者，千萬要記住這一點並多加小心。」我認為這是個非常單純且合理的建議。

　　就這層意義而言，如果你把自己關在家裡，不和任何人見面的話，自然就沒有機會遇到病態人格者，保證安全。儘管你還是有可能透過網路接觸到病態人格者，但只要不約出來見面，應該就不至於那麼危險。

　　這樣做確實很安全，卻也可能會讓你的人生變得很無趣。

　　重點在於，不要因為太害怕遇到病態人格者而不和許多人接觸，但同時也要盡量事先吸收各種相關知識，才能應變並保護自己。

　　對生活在現代的我們而言，這才是最好的對策。

　　接下來，就請大家好好享受閱讀的樂趣吧！

2020年吉日
精神科醫師、作家、漫畫原作者
Yuuki Yuu

目次 contents

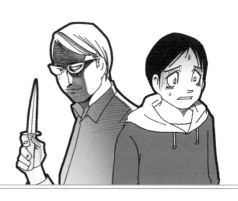

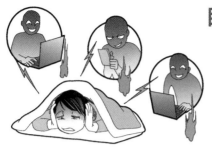

目次 contents

第5章

如何辨識病態人格者？

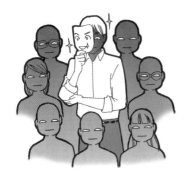

第6章

向成功的 病態人格者學習

目次 contents

第7章

從犯罪心理學
看病態人格

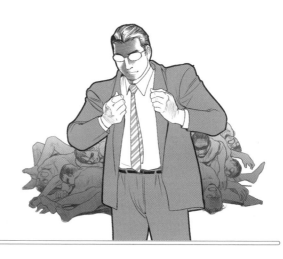

第8章
犯罪型病態人格者

序章

什麼是「病態人格」？

「psychopath」（病態人格）這個字是從「psychopathy」（精神病態）衍生而來。本章將探討病態人格的定義，以及用來診斷它的「病態人格檢核表」。

反社會型人格障礙症

「psychopath」源自「psychopathy」

在英文中，「psychopath」（病態人格）這個字源自「psychopathy」（精神病態）。

精神病態是一種**反社會人格，其性格脫離社會常軌，會引發社會問題**，擁有精神病態特徵的人，俗稱病態人格。

於精神醫學領域不稱為「病態人格」

「病態人格」這個詞如此普遍，但精神醫學領域不使用這個稱呼。在美國精神醫學會發行的《精神疾病診斷與統計手冊》第三版（1980年）中，「病態人格」一詞遭到刪除，改稱「反社會型人格障礙症」（antisocial personality disorder，APD）。

《精神疾病診斷與統計手冊》（DSM）與《國際疾病傷害及死因分類標準》（ICD）為「反社會型人格障礙症」下了可作為診斷標準的定義，並列舉出**其特徵，包括欠缺良知與罪惡感、個性極端冷淡、缺乏同理心、病態說謊、自我中心等等**。不過，即使確診為「反社會型人格障礙症」，大部分的人還是過著普通的生活，只有一小部分人會從事凶惡犯罪或做出反社會的暴力行為。有人根據DSM的診斷標準做了調查，發現在一般人當中，「反社會型人格障礙症」的罹患率為男性3％、女性1％。從下一章起，我將為各位解說病態人格在精神醫學、腦神經科學與犯罪心理學中的概念變遷與研究。

「反社會型人格障礙症」的診斷標準 （DSM-5）

A 從15歲起，以各種形式無視並侵害他人的權利，符合下列情況的3項以上。

    1 不遵守法律，不符合社會規範，屢次遭到逮捕。

    2 反覆說謊、使用假名、為了自己的利益和快樂欺騙別人。

    3 個性衝動，缺乏對未來的計畫。

    4 躁動或具攻擊性。

    5 做事魯莽，不顧自己和別人的安全。

    6 不負責任，無法穩定從事工作或履行金錢義務。

    7 感受不到良心的苛責，將傷害、欺負他人或竊盜行為正當化。

B 已滿18歲。

C 15歲前即有素行不良的紀錄（做出違規或侵害他人權利的反社會行為）。

D 反社會行為不僅出現在思覺失調症（舊稱精神分裂症，是一種會產生幻覺、妄想與異常行為的精神障礙）與雙極性情感疾患（俗稱躁鬱症，鬱期與躁期交互出現）發作期間。

※根據《DSM-5 精神疾病診斷與統計手冊》改編。

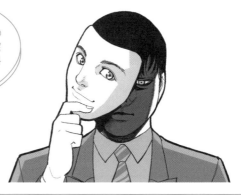

診斷標準的A、B、C、D等四個項目全部都要確認，而且必須由精神科醫師等專家來診斷。

精神失常、病態人格與社會病態的不同

「psycho」源自希區考克的電影

「psycho」（精神失常）這個稱呼源自希區考克（Alfred Hitchcock）執導的經典驚悚電影《驚魂記》（Psycho），它改編自羅伯特・布洛克（Robert Bloch）的同名小說，以真實存在的獵奇殺人犯艾德・蓋恩（Edward Theodore Gein）為題材，但小說和電影把主角描寫成一位具有多重人格和妄想症（Delusional Disorder）的精神病患，和實際的病態人格者性質不同。

身為主角原型的艾德・蓋恩在對性很嚴格的母親的虐待下長大，他把剛埋葬的女屍挖出來，犯下殺人、分屍、加工與吃人肉等執著於性的行為，在審判過程中確診為慢性精神障礙（性病態人格），被關進精神病院，最後在院中過世。

近似概念「社會病態」

「社會病態」（sociopath）和「病態人格」（psychopath）同樣是反社會人格障礙的一種，也都是大眾媒體經常使用的詞彙，但並非醫學用語。

「反社會型人格障礙症」的患者無法對他人的心情感同身受，經常說謊欺騙別人，而且不會良心不安或產生罪惡感。雖然醫學上並沒有明確的定義，但目前的定論是，「社會病態」是一種因惡劣家庭環境或虐待造成心理創傷所引起的後天性疾病，「病態人格」則是來自遺傳，或是一種生物學上的先天性疾病。

容易與「病態人格」混淆的詞彙起源

電影《驚魂記》的主角並不是病態人格

電影《驚魂記》（1960年）描述經營汽車旅館的青年諾曼殺害女房客的獵奇殺人事件。諾曼擁有多重人格，殺害他母親的人格與他本身的人格交替出現。

當一般人說「那傢伙是psycho」時，多半是指患有精神疾病或多重人格，而這樣的稱呼原本是來自這部電影。

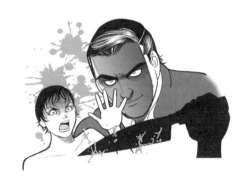

後天性的「社會病態」vs.先天性的「病態人格」

社會病態的特徵

- 衝動
- 行為缺乏一貫性
- 無法和別人心靈相通
- 無法和家庭或職場建立長期的關係
- 可能會對部分個人或團體抱持依戀

病態人格的特徵

- 做事縝密
- 會把風險降到最低
- 無法和別人心靈相通
- 擅長操縱別人
- 外表很有魅力，具有高學歷
- 有些人有家庭或伴侶

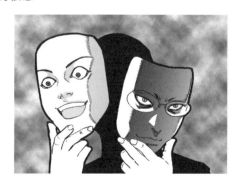

不是只有窮凶惡極的罪犯才是病態人格

在電影或電視劇
引發連環殺人犯
熱潮的背後

電影和電視劇引發的「病態人格」熱潮

自從希區考克的《驚魂記》問世以來，在電影或電視劇中登場的病態人格人物都被塑造得與眾不同、很有魅力、為人們帶來刺激。他們不只是「反社會型人格障礙症」，還具有妄想症和多重人格等明顯的精神障礙，或是集結了多個連環殺人犯的犯罪紀錄。

這些虛構的罪犯意外地受人注目，但如果你以為病態人格者就是那樣的人，是非常危險的。

我們身邊就有成功型的病態人格者

真正的病態人格者並不僅限於獵奇殺人犯，儘管他們在社會上占的比例相當低，**但其實我們身邊還是有病態人格者存在**。

很多病態人格者都會運用其特質在社會上取得成功，他們外表很有魅力，擅長交際，受到眾人喜愛，並能成為團體的中心人物或擔任領袖。儘管並未實際沾染犯罪，但他們會操縱別人的心，毫不在乎地傷害別人，為周遭的人帶來各種弊害——這樣的病態人格者或許就在你身邊。

此外，有些被奉為英雄而備受尊敬的人，其實是善用了不會讓人感到害怕的病態人格特質，為這個社會做出貢獻。從好壞兩方面來說，病態人格者都體現了人類深不可測的內心世界。本書將從各個角度來考察這些不可思議的病態人格者。

在電影或電視劇中登場的
病態人格者

電影《沉默的羔羊》（The Silence of the Lambs）、
《美國殺人魔》（American Psycho）與《火線追緝令》（Seven）
當中的知名病態人格角色是虛構的。

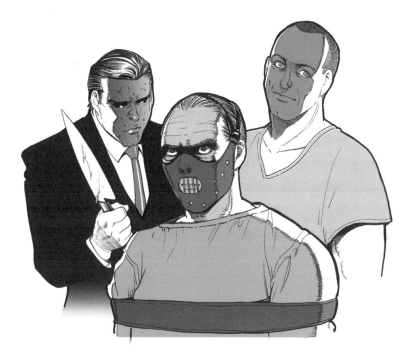

他們殘忍、冷酷、偏執，
具有高學歷、知識與魅力，容易從
外表看出是病態人格者的則純屬虛構。

「病態人格檢核表」
修訂版（PCL-R）

由犯罪心理學家海爾發想

犯罪心理學家羅伯特・海爾（Robert Hare）從犯罪心理學的角度製作了「**病態人格檢核表**」（Psychopathy Checklist-Revised，PCL-R），是個非常有名的病態人格量表。

這份檢核表的每個項目各以0～2分計分，總計40分，得分超過30分就可確診為病態人格，未滿20分則否。

這份檢核表必須由受過訓練的專家來進行臨床診斷，並不是一份讓人用來診斷自己是不是病態人格者的量表。

不過，為了讓讀者們了解什麼樣的項目是病態人格者會有的顯著特徵，右頁刊登了改訂版（PCL-R）的內容。

「各式各樣的犯罪紀錄」不是必備條件

海爾製作的「病態人格檢核表」在經過改訂後更臻完善，但第20個項目「各式各樣的犯罪紀錄」並不適用於在社會上取得成功或沒有犯罪紀錄的病態人格者，所以到了近年已經不是必備條件。

關於病態人格，許多領域都進行了相關的研究，但目前還沒有人發表過確切的病理原因為何。

即使如此，精神醫學和犯罪心理學的量表和臨床上的分類，仍然可以做為深入了解病態人格的線索。

「病態人格檢核表」修訂版
（Psychopathy Checklist- Revised，PCL-R）

1	口才好／外在魅力	☐
2	誇大的自我價值觀	☐
3	追求刺激／容易感到無趣	☐
4	慣性說謊	☐
5	具有虛偽、騙人的傾向／喜歡操縱別人	☐
6	感受不到良心的苛責和罪惡感	☐
7	情感淡漠	☐
8	對人冷淡，缺乏同理心	☐
9	寄生的生活型態	☐
10	無法控制自己的行為	☐
11	放縱的性行為	☐
12	幼年時期曾出現問題行為	☐
13	缺乏現實的長期目標	☐
14	個性衝動	☐
15	不負責任	☐
16	無法對自己的行為負責	☐
17	多段婚姻關係	☐
18	少年犯罪	☐
19	假釋遭到取消	☐
20	各式各樣的犯罪紀錄	☐

（由犯罪心理學家羅伯特‧海爾制定）

這份檢核表必須由受過訓練的專家進行臨床診斷！

簡單來說，病態人格究竟是什麼？

「病態人格者」是什麼樣的存在？

目前，有許多領域都在研究病態人格。

以往，病態人格者總是被概括為罪犯，但實際上，有些病態人格者是對社會有貢獻的成功人士，也有些病態人格者屬於會玩弄身邊的人的類型。

也就是說，病態人格者如同普通人般地存在於我們的社會上。

在這裡，我們就來概觀具體的例子和研究成果，了解病態人格者的多樣性，並想想看他們在我們的社會上是什麼樣的存在。實際上，病態人格是一種疾病嗎？可以治癒嗎？又為什麼存在？

我想針對這些問題一個一個地探討。

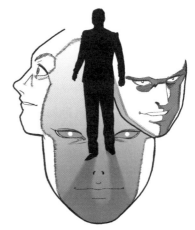

病態人格的二三事

病態人格研究家本身就是個病態人格者?!

神經科學家詹姆斯·法隆（James Fallon）在研究病態人格者的大腦斷層掃描圖像時，發現自己的腦部圖像和典型的病態人格者一致。詢問母親之後，他才得知「自己的家族中有許多殺人犯」這個衝擊的事實。後來他仍然持續研究，並歸納出病態人格者的三大成因，也就是「三腳凳理論」(P.52)。

思考關於病態人格的問題

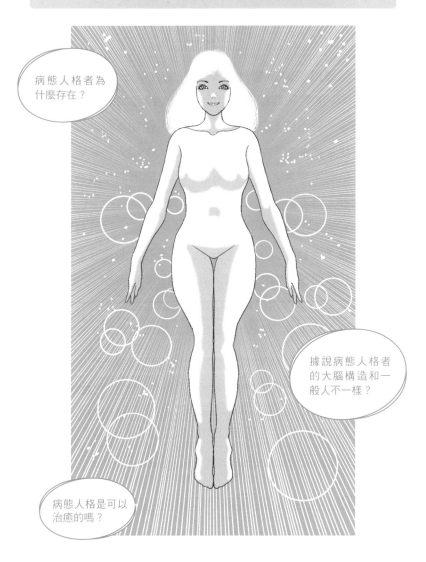

病態人格者為什麼存在？

據說病態人格者的大腦構造和一般人不一樣？

病態人格是可以治癒的嗎？

一起來思索這些問題吧！

疑似病態人格者的歷史人物

惡名昭彰的羅馬皇帝
卡里古拉

　　羅馬帝國出了許多殘暴的皇帝，尤其第三代皇帝卡里古拉（Caligula）更是一個極有可能是病態人格者的暴君。他的父親被仇敵殺害，兄弟遭到流放，而他本人則在幼年時期成為俘虜，在仇敵也就是前任皇帝的庇護下過生活。在親人被殺害、流放與軟禁時，只有卡里古拉表現出順從的態度騙過前任皇帝，這一點也很像病態人格者的特質。

　　在當上第三任皇帝、得了大病之後，卡里古拉的異常性便顯現出來。除了虐殺之外，他還犯下近親相姦，並建立神殿將自己奉為神祇；哲學家塞內卡（Lucius Annaeus Seneca）只是發表了優異的辯論，卡里古拉便命他自盡，其暴君事蹟不勝枚舉。其中有一件事讓人特別感受到他身為病態人格者的特質，亦即被他處刑的兒子與其父親的故事。卡里古拉將無辜的騎士處刑後，還設宴款待該騎士的父親，逼迫他不停地舉杯慶祝來加以折磨，並以觀察騎士父親會不會表現出憤怒為樂。雖然也有人說卡里古拉的瘋狂是因為生病所致，但所有文獻對其殘虐性的描述都很一致。

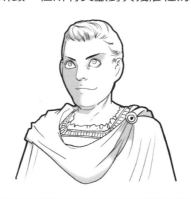

1

從精神醫學的角度看病態人格研究史

早在18世紀到19世紀，
人們就已經發現病態人格的存在嗎？
讓我們爬梳精神醫學的歷史，解開病態人格的研究史。

缺乏譫妄之狂躁——菲利普·皮內爾

病態人格症狀的最古老記述

釋放被鎖鏈關在隔離病房中的患者

　　法國精神醫學創始者菲利普·皮內爾（Philippe Pinel）約活躍於18～19世紀，在當時的法國，精神障礙者被人們視同野獸般，以全裸狀態被鎖鏈綁在隔離病房中。皮內爾將這些患者當作一般人看待，解開綁住他們的鐵鍊並移到開放病房治療，做了劃時代的人道改革。

發現「缺乏譫妄之狂躁」

　　皮內爾將**精神病的症狀分為「憂鬱」、「癡呆」（思考消滅）、「白痴」（智能與情感能力消滅）、「具有譫妄之狂躁」（躁症）與「缺乏譫妄之狂躁」（情感能力減退）等五個類別。**

　　被列為「缺乏譫妄之狂躁」的患者，全都出現今日已知的病態人格的行為與症狀。

　　有判斷能力、對話時充滿理性的患者突然陷入亢奮狀態，無差別地砍傷周遭的人；在溺愛下長大的男性病患，只要對狗、牛、馬等任何動物感到厭惡就馬上加以殺害，還把痛罵自己的女性也丟進井裡。這些病患的知性與判斷力並沒有問題，甚至沒有譫妄的症狀，但衝動又具有強烈的攻擊性、不受良心苛責，甚至連動機也沒有就能輕易殺人。在此之前，人們認為精神病患是因為出現幻覺或錯覺等譫妄症狀而導致瘋狂，但此時便知有些精神病患即使毫無譫妄症狀也會做出異常行為。

　　根據皮內爾所做的與病態人格者症狀相當的分類，是精神醫學史上最早的紀錄，非常有名。

近代精神醫學創始者
皮內爾的成就

解開綁住患者的鎖鏈，進行人道的治療

皮內爾解開患者的手銬腳鐐，並且將他們移出隔離病房。也有一說指出是精神病房的主任普辛（Jean-Baptiste Pussin）啟發皮內爾進行人道治療並實際釋放那些病患，但在同一時期進行改革治療的皮內爾也有很大的功勞，受到高度好評。

發現病態人格者──「缺乏譫妄之狂躁」

有些人雖然擁有知性，卻不會受到良心的譴責，甚至沒有特別的動機就突然犯下殺人等兇暴的罪行。皮內爾認為這不是犯罪，而是一種精神疾病。

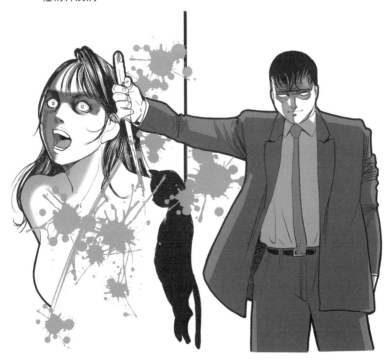

從悖德症的概念到病態人格

普里查德首創的悖德症概念

英國精神科醫師普里查德（James Cowles Prichard）在其著作《狂人論》（A Treatise on Insanity and other disorders affecting the mind）（1835年）中將精神障礙分為「道德障礙（悖德症）」與「智能障礙」兩類。**悖德症（Moral insanity）是指一種未伴隨幻想、妄想與低智商，知性與思考也沒有任何問題，但具有反社會性及病態偏差的症狀。**

實際上，在1881年查爾斯·吉托（Charles J. Guiteau）暗殺美國第20任總統加菲爾德（James Abram Garfield）一案的審判過程中，就有醫師主張「吉托患有悖德症」，應追究嫌犯是否精神異常。

科赫所下的「病態人格型障礙」定義

1888年，德國精神科醫師科赫（Julius Koch）將沒有良心的反社會人格定義為**「病態人格型障礙」**，並列舉出其特徵為自我中心、衝動而欠缺考慮、反社會的犯罪性格、缺乏同理心與良心、不懂得反省等等，和今日的反社會人格障礙幾乎相同。

後來，德國精神科醫師克雷普林（Emil Kraepelin）將病態人格定義為**「精神病態的人格」**，其特徵為個性衝動、愛說謊與會犯罪，和精神疾病有明確的分別。

為思覺失調症制定診斷標準的德國精神醫學研究家施奈德（Kurt Schneider）將思覺失調症與「精神病態的人格」區分為不同的症狀，把脫離社會規範的病態人格者定調為異常人格，並且以心理學上的性格指標將**「精神病態的人格」分為10類**。

到了近代，病態人格才有了確切的定義

暗殺總統的吉托是跟蹤狂，而且還有悖德症？!

1881年，加菲爾德當選美國總統，吉托深信他會當選是拜自己撰寫的聲援演說稿所賜，像個跟蹤狂似地纏著總統，要他任命自己擔任要職卻不被理會，因而槍擊總統。

在審判中，醫師將吉托鑑定為悖德症，但他仍然被求處絞刑。吉托親自擔任自己的辯護律師，在法庭上唸起敘事詩或咒罵法官，做盡了各種引人注目的怪異行為。即使上了處刑台，他也希望能夠先在管弦樂的演奏下吟唱自己寫的詩後再接受絞刑，是名少見的劇場型病態人格者。

施奈德所分類的10種精神病態人格

1	意志薄弱型（不會自動自發）
2	精神亢奮型（個性活潑，很能適應社會，但因為缺乏自制力而有暴力等問題行為）
3	爆發型（容易情緒亢奮，會使用暴力）
4	自我顯示欲強烈型（把自己誇大到名過其實）
5	欠缺人性型（沒有良心和同情心）
6	狂信型（執著於特定觀念）
7	無情緒型（沒由來地就感到不高興或憂鬱）
8	無自信型（對周遭的評價太敏感，有很強烈的被害妄想）
9	憂鬱型（悲觀且厭世）
10	無力型（時常有氣無力且健康狀況不佳）

從類型學來探討 人格

氣質由體格決定?! 三大氣質類型理論

克萊什默的三大氣質類型理論

在這之後，醫學家仍然繼續從事人格分析的研究。活躍於19世紀末到20世紀的德國精神醫學家恩斯特·克萊什默（Ernst Kretschmer）便提出**「三大氣質類型理論」，認為氣質（以生物學為基礎的人格面）是人格的核心，而氣質又和體格有關。**他透過8000多個案例歸納出氣質和體型的關聯性，將其分類為三種典型。此外，他認為三大氣質也和病態人格相關，將病態人格定位為精神病的前一階段。

① **循環氣質：肥胖型：躁鬱症（雙極性情感疾患）**
　　· 高昂型（活潑、開朗）
　　· 執著型（完美主義、努力）
② **黏著氣質：健壯型：癲癇**
　　· 直率型（因直率而受人矚目）
　　· 緩慢型（腳踏實地、很值得信賴）
③ **分裂氣質：瘦高型：思覺失調症**
　　· 敏感型（認真而細膩）
　　· 獨自型（充滿幹勁的挑戰者）

病態人格介於正常與精神病之間

除了體型和氣質的類型之外，克萊什默也研究了病態人格與精神病之間的關聯，他認為每種氣質都可能基於某種理由變成精神病，而病態人格則是介於正常和精神病之間。

克萊什默的類型理論

三大氣質的類型

克萊什默歸納出氣質與體格的關聯

循環氣質・肥胖型 躁鬱症	黏著氣質・健壯型 癲癇	分裂氣質・瘦高型 思覺失調症

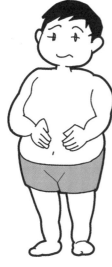 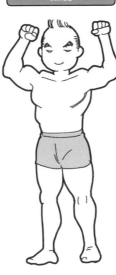 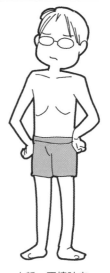

具社交能力、活潑、 完美主義、陰晴不定	頑固、腳踏實地、 有時會異常亢奮	文靜、不擅社交、 認真、挑戰者

從正常演變為精神病的連續模組

病態人格位於正常狀態到精神病之間

一般氣質 ➡ 病態人格
精神病的前一階段 ➡ 精神病

> 克萊什默的理論主張，不同氣質的人會引發不同類型的犯罪，罹患不同種類的精神疾病。

<table>
<tr><td>病態人格的16個
特徵</td><td></td></tr>
</table>

克勒利的著作
《精神健全的面具》

在精神健全的面具底下

美國精神科醫師賀維・克勒利（Hervey Cleckley）於1941年出版了一本《精神健全的面具》（The Mask of Sanity），他在這本書中首次以一般人看得懂的描述為病態人格做了詳細的定義。**「精神健全的面具」是指那些表面上看起來很理智，但面具底下缺乏情感，而且會做出特異的反社會行為的人。**克勒利在任職於精神醫療院所時發現有些特別的患者表現得像個正常而理性的人，卻對別人沒有同理心，經常說謊，甚至還能夠吸引其他住院病患和職員並控制他們。在那本書中，他明確地將這些症狀稱為病態人格。

病態人格的16項特徵

克勒利列舉了**16個項目來描述病態人格的特徵**，成功建構起病態人格的形象。病態人格者充滿知性，具有外在魅力，但不會對別人產生罪惡感，沒有良心，會欺騙他人並加以利用，不讓別人脫離自己的掌控。「美醜、善惡、愛、恐懼與幽默對病態人格者而言沒有意義，無法打動他們的心。」這樣的特質和我們現在所知的病態人格非常相近。

除此之外，克勒利還**描述了成功病態人格者突出的一面**，例如腦筋動得快、言行舉止討人喜歡與魅力非凡等等。這本書為美國精神醫學界帶來極大影響，「病態人格」一詞就此傳開。

克勒利的《精神健全的面具》

1	外表充滿魅力，具有高度知性	☐
2	會妄想，欠缺合理的思考	☐
3	沒有精神病的特徵	☐
4	不可信任	☐
5	不誠實、不正直	☐
6	欠缺後悔或羞恥等情感	☐
7	做出反社會行為，且動機不恰當	☐
8	判斷力貧弱，無法從經驗中學習	☐
9	病態地以自我為中心，沒有愛人的能力	☐
10	缺乏一切的情感反應	☐
11	缺乏特殊的洞察力	☐
12	對人際關係很遲鈍	☐
13	無論有無喝酒，都會做出不切實際且令人不快的舉止	☐
14	有自殺傾向，但不曾採取行動	☐
15	性生活缺乏個人情感，不認真且關係貧乏	☐
16	沒有人生規劃	☐

※根據日本臨床心理學會編著之《臨床心理學事典》中的「病態人格者」改編

根據克勒利本身的經驗歸納而成的病態人格者特徵。

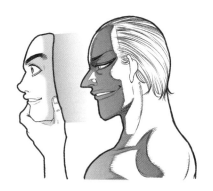

以「五大人格特質模型」測出的病態人格特徵

五大人格特質模型與病態人格

人格能夠用五大人格特質模型來定義

　　20世紀初，美國心理學家偉拉・阿爾波特（Gordon Willard Allport）提出「人格特質論」（trait theory），主張性格由幾種基本特質構成。他從字典裡挑出1萬8000個與個性有關的詞彙，最後縮減為4500個，把它們製作成一份過濾性格因子的清單。後來，心理學家雷蒙德・卡特爾（Raymond Cattell）在1946年以阿爾波特的4500個詞彙清單為基礎，再加以濃縮，設計成人格量表並進行測試，接著再提高精準度，歸納出16項人格特質（16 Personality Factor）。之後，許多專家將這16項人格特質改良，建構出現在的五大人格特質模型（the five-factor model，FFM）。現在，**我們的人格可以用五大人格特質模型（經驗開放性、嚴謹性、外向性、親和性及神經質）來定義。**五大人格特質模型又稱為**「Big Five」**，每項特質的特色有更詳細的設定，經常用於心理學的人格測驗。

從五大人格特質模型來看病態人格

　　心理學家唐納德・里南（Donald Lynam）請病態人格領域的權威心理學家針對構成五大人格特質模型的30個特質進行評分，研究病態人格者獨特的人格特質。

　　病態人格者的評分結果是親和性普遍偏低，在嚴謹性方面，守道義等特質的分數很低，但能力得到很高的分數。在神經質傾向方面，不安的分數很低，衝動性格的分數特別高。病態人格者的獨特性格清楚浮現，顯得充滿魅力、能幹、冷靜，但又無法預測他們會衝動地採取什麼行動。

以形成性格的五大特質來檢測

性格的五大人格特質模型（BIG FIVE）

五大人格特質底下有針對性格做更詳細的設定，這些特質
複雜地交錯，構成一個人的性格。

**經驗
開放性**

不切實際←→實際
會變化←→守舊

神經質

不安定←→安定
愛操心←→冷靜

性格

嚴謹性

一板一眼←→隨便
自制←→輕率

親和性

溫和←→冷淡
協調性佳←→不合作

外向性

社交高手←→內向
重感情←→疏離

用五大人格特質模型
替病態人格者評分

有魅力且專心一志，冷酷但又衝
動……這種乍看之下不相容的特質
同時共存，就是病態人格者的性格
特徵。

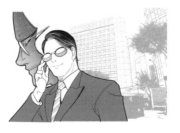

擁有殺人執照的
英雄型病態人格
者特徵

007探員比漢尼拔
更像病態人格者？

「詹姆士‧龐德是何許人也？」

2010年，心理學家強納森（Peter Jonason）和他的同事共同發表了一篇論文，名為〈詹姆士‧龐德是何許人也？間諜社交風格中的「黑暗三性格」〉（Who is James Bond? The Dark Triad as an agentic social style）。

英國諜報員詹姆士‧龐德是小說與電影中的男主角，**他所代表的3個人格特徵是自戀、馬基雅維利主義（控制欲與不誠實）和病態人格（無情且衝動）。這3種人格特徵統稱為「黑暗三性格」，具備這些特徵的男性能夠在社會上獲得成功。**實際上，詹姆士‧龐德的形象便是缺乏協調性、極為擅長社交、喜歡嘗試新事物、能夠馬上迷住遇見他的人們（尤其是女性）、和不特定多數人發生性關係、冷酷地殺人而不眨眼，並且不會感到良心的譴責。**強納森等人做出的結論是，龐德所代表的「黑暗三性格」特徵在女性面前很占優勢，讓男性的基因更有機會延續下去，還能在社會上獲得成功。**

「黑暗三性格」與生存戰略的關聯

強納森等人以200名大學生為對象進行了人格測驗，研究「黑暗三性格」的有無與性的關聯。

根據他們的研究結果，當學生的「黑暗三性格」特質越顯著，性伴侶就越多，由此可得出「這些特質無論在社會上或是在基因生存戰略上都更能讓人取得優勢」的結論。

這是否意味著，如果讓諜報員擁有藉國家正義之名殺人的權力，比起反覆以殺人為樂的漢尼拔‧萊克特醫師（Hannibal Lecter），007探員還更像是成功的病態人格者？

Narcissism
自戀

異常自戀、過於自信

Machiavellianism
馬基雅維利主義

行為不道德、不擇手段、
以利益為優先

黑暗
三性格

Psychopathy
病態人格（精神病態）

不會感到恐懼、冷酷無情、衝動、追求刺激與快樂

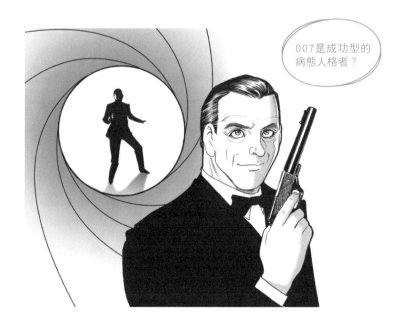

007是成功型的
病態人格者？

疑似病態人格者的歷史人物

殺害大量兒童的
「藍鬍子」吉爾・德・雷男爵

　　吉爾・德・雷男爵（Gilles de Rais）是英法百年戰爭時期的軍人與貴族，也是聖女貞德的戰友。和貞德分開、回到領地之後，他凌虐並虐殺了幾百名少年少女，也就是世人所熟知的「藍鬍子」。

　　吉爾・德・雷男爵會召見領地的青少年，或是直接將他們抓來，以拷問、斷頭、斷手斷腳等殘忍的方式加以凌虐。後來，教會和宗教法庭逮捕了他。根據他的自白，當他把少年們的頭排成一列來觀賞、切開遺體取出內臟或是觀察他們逐漸死去的模樣就會產生快感。據推測，被他殺害的兒童約有140人到800人。他就和現代的連續殺人犯一樣，是個無緣無故就犯下殘虐罪行的愉快殺人犯。據說，在法國童話作家佩羅（Charles Perrault）的作品《藍鬍子》中登場的殘暴殺人魔就是以他為藍本。

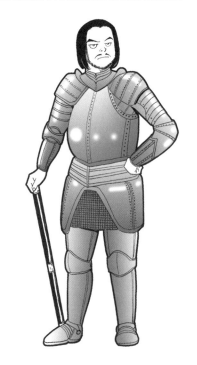

2

從腦神經科學
來看
病態人格

隨著腦神經科學的進步與專家持續研究大腦機制，
病態人格者的大腦構造也逐漸明朗，
目前已知病態人格者腦中某個部位的活動力偏低。

「漢尼拔神話」
是真的嗎？

病態人格者的智商很高嗎？

病態人格者聰明又有智慧？

雖然這和腦神經科學不太相關，但「病態人格者擁有高智商」的都市傳說是事實嗎？

之所以會有這樣的都市傳說，是受到1991年上映的電影《沉默的羔羊》影響。它改編自湯瑪士・哈理斯（Thomas Harris）的同名小說，其中登場的角色漢尼拔・萊克特原本是名精神科醫師，但也是凶惡的殺人犯。他擁有超乎常人的頭腦與殘虐性格，形成世人所說的「漢尼拔神話」。雖然有研究者斷定病態人格者的智商高於平均，但在**近年的研究中發現，病態人格者的智商低於平均值。**

若病態人格傾向高，則智商偏低

聖路易斯大學（Saint Louis University）的鮑特威博士（Brian Boutwell）研究了病態人格與智商的關係，據他所說，將187件研究（研究對象超過9000名病態人格者，從囚犯到一般高階人才都有）進行綜合分析之後，並未發現病態人格者的智商高於一般人的平均值。而且，其中**病態人格傾向特別強烈的人，還有著智力測驗得分偏低的傾向。**

愛荷華州立大學（Iowa State University）的德里西教授（Matt DeLisi）至今訪問過幾千名病態人格罪犯，他也說：「病態人格者們喜歡追求刺激，大多無法專心上課，不愛乖乖坐著看書，沒能在學校考到好成績。」鮑特威博士表示，從前人們認為病態人格無法治療，但只要在往後的研究中更加深入了解他們，治癒率應該會提高。

有必要以
科學見解來驗證

病態人格與智商高低的關聯

病態人格與智商有關，但說法不一，他們做出的反社會行為也有差異。

此外，也有些病態人格者不會做出反社會行為。

在研究者之間有個假說，

認為應該是智商水準抑制了病態人格者的反社會傾向。

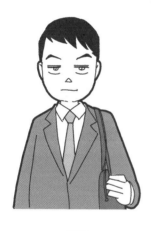

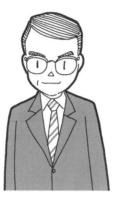

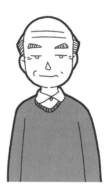

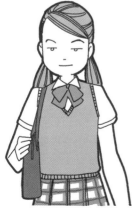

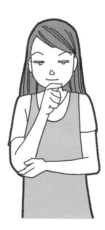

不要輕易用虛構人物的形象或偏見來做判斷！

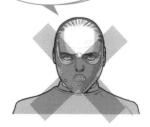

從腦科學的角度
來看病態人格

研究病態人格者的大腦

與病態人格有關的大腦部位

目前的研究認為，病態人格者腦內呈現帶狀的**邊緣系統（limbic system）組織可能基於某種理由而缺乏活力，或是尚未完全發育。**

前額葉皮質區
（prefrontal area）

差不多相當於額葉（frontal lobe）前方的整個部位，是思考和創造力的中樞，負責採取行動或進行決策。

前扣帶迴皮質
（anterior cingulate cortex，ACC）

掌管同理心、情感、決策與認知。

杏仁核
（amygdala）

掌管感覺刺激、情緒反應、好惡與憤怒。

眼窩額葉皮質
（orbitofrontal cortex）

會從報酬或懲罰中學習，克制衝動，掌管順應性（compliance）、情緒上或社會上的決策。

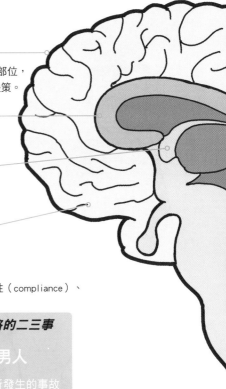

病態人格的二三事

頭部被鐵棒貫穿而性格大變的男人

1848年美國鐵路工人蓋吉（Phineas Gage）所發生的事故能作為因大腦受損而影響人格與行為的絕佳例子，儘管歲月更迭，仍然被流傳了下來。鐵路作業現場發生炸藥引爆意外，鐵棒從蓋吉的側臉穿過左眼後方再刺穿頭頂，貫穿了左後腦，使他失去一部分的大腦組織。即使他奇蹟生還，卻在意外發生後性格大變。

邊緣系統不發達是病態人格的成因？

　　邊緣系統和各部位並肩合作，能夠做出複雜的決策和抑制情感。新墨西哥大學（University of New Mexico）的肯特·凱爾（Kent Kiehl）教授建立了一個假說，推測邊緣系統未發育完全會導致病態人格。觀察病態人格者大腦的功能性磁振造影（fMRI）影像，就可看出其邊緣系統顯然比較薄，沒有完全發育。（P.47）

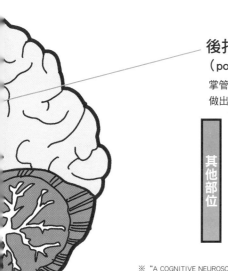

後扣帶迴皮質
（posterior cingulate cortex，PCC）
掌管與情緒相關的記憶，負責處理情緒，做出社會性的決策。

其他部位

腦島（insula）
認知到身體狀態，掌管味覺、嗅覺、觸覺、痛覺等知覺。

顳極（temporal pole）
統合情緒與知覺，與社會性的處理程序有關。

※ "A COGNITIVE NEUROSCIENCE PERSPECTIVE ON PSYCHOPATHY: EVIDENCE FOR PARALIMBIC SYSTEM DYSFUNCTION," BY KENT A. KIEHL, IN PSYCHIATRY RESEARCH, VOL.142; 2006

病態人格的二三事

前額葉皮質區受損會使人格和行為改變

哈洛（John Martyn Harlow）是為蓋吉進行治療的醫師，根據他的紀錄，蓋吉以前非常能幹，在工地受到敬重，但發生意外後卻會衝動地罵出粗俗的話，性格陰晴不定且見異思遷，也無法再繼續從事原本的工作。蓋吉受傷的部位是大腦的前額葉皮質區，它和其附近的眼窩額葉皮質有相似的功能（做出高階決策）。已知如果這個部位受損，就會導致個性衝動與無法洞察自我等問題發生。
雖然也有一說指出蓋吉性情大變只是一時的，但可以肯定的是，前額葉皮質區受損改變了他的人格。

病態人格者的語言認知能力

病態人格者認得詞彙，但是不懂背後的意思

感受不到詞彙涵義的差異

一般的說法是，病態人格者腦內和情緒相關的部位活動力很低，對自己和別人的情緒都漠不關心，而這一點也表現在語言認知能力上。病態人格者認得詞彙本身，但是讀不出詞彙背後隱藏的意義和蘊含的情緒。

制定病態人格診斷標準的心理學家海爾為包括病態人格者在內的一群囚犯做了單字測驗，讓他們閱讀一般的以及亂拼而沒有意義的單字，想了解他們是否能夠馬上做出判斷。那些單字中混進了「傷痕」和「血」等會牽動情緒的詞彙，並偵測受試者看到時的腦波反應。結果是，大多數的一般人都立刻對「血」等會牽動情緒的詞彙產生反應，按下按鈕的速度變快，腦波也發生變化。然而，**無論病態人格者看到的詞彙會不會挑動情緒，他們的反應速度都保持一定，腦波模式也和一般人不同。**

對詞彙的附加資訊視而不見

心理學家紐曼（Joseph Newman）針對病態人格者與一般人安排了一項連續測驗，讓他們看名稱錯誤的插圖，但要回答正確的名稱。一般人進行這項測驗時，通常會出現「想要說出正確名稱」但又「忍不住想要唸出錯誤名稱」的矛盾而猶豫（史楚普效應，stroop effect），要花一些時間才答得出來。回答時所花的時間越短，就表示受試者較少猶豫，比較專心。在這個測驗中，病態人格傾向越強烈的人，答對率就越高。專家認為這是因為**病態人格者沒有看到詞彙附加的意義。**

病態人格者對詞彙的反應

海爾所做的詞彙測驗

在需要馬上分辨詞彙的測驗中混入會影響情緒的詞彙，

然後偵測受試者看到詞彙時的腦波反應。

血
BLOOD

傷痕
SCAR

愛
LOVE

沒有病態人格傾向的囚犯

當他們看到會撩撥情感的詞彙，腦波的幅度就會加大，按下按鈕的反應很快。

病態人格傾向強烈的囚犯

無論看到會撩撥情緒的詞彙或一般詞彙，他們的反應速度都保持一定，腦波的形狀也和一般人不同。

紐曼進行的名稱與圖案配對測驗

一般人會同時想要唸出正確和錯誤的名稱，

兩個矛盾的念頭互相干涉而妨礙理解，不容易馬上做出回答，

這稱為史楚普效應。

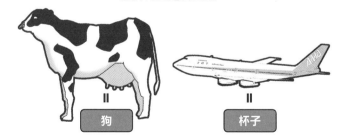

狗

杯子

在必須回答插圖正確名稱的測驗中，病態人格傾向越強烈的人反應越快，答對率越高。這是因為病態人格者對一般人會注意到的詞彙資訊視而不見，所以不受影響。

關於病態人格的
四個假說

病態人格者做出反社會行為的原因

　　病態人格者為什麼會做出反社會行為？腦科學家中野信子表示，目前有下列四個假說。

① 低恐懼假說（Low Fear Hypothesis）

負責掌管恐懼與不安的大腦杏仁核（P.40）活動力極低，欠缺恐懼不安的情緒，所以沒有能力克制反社會行為。

② 缺乏注意力假說（Response Modulation）

當病態人格者把注意力都放在眼前的對象時就會忽略其他事物，因此沒有餘力顧慮別人的心情，也無法想到可能會受罰。

③ 性急的生活史策略假說

這個假說的依據是演化心理學。就如同有許多對未知事物感到恐懼的個體存活下來並成功進化一樣，人類對生存或繁殖有用的心理機制會優先進化。這個假說的推測是，人口中之所以有極低比例的病態人格者存活下來，也是因為病態人格者在短時間內接觸不特定多數異性（稱為「性急的生活史」）並生下子嗣的能力有利於生殖與繁榮後代。

④ 缺乏同理心假說

大腦中杏仁核（P.40）的活動力偏低，或是眼窩額葉皮質和杏仁核的連動太弱，導致病態人格者缺乏對別人和社會的同理心而做出反社會行為。

　　這些假說可能有複合的關聯性，但被認為是病態人格者做出反社會行為的主要原因。

病態人格者為什麼會做出反社會行為？

① 低恐懼假說

感受不到對犯罪或受罰的不安或恐懼，所以做出反社會行為。

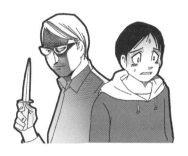

② 缺乏注意力假說

只專注在眼前的狀態而忽略其他事物，導致他們做出反社會行為。

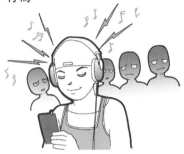

③ 性急的生活史策略假說

能夠面不改色地說謊欺騙許多對象，不會考慮別人的心情，和不特定多數的異性交往，伴侶一個換過一個。

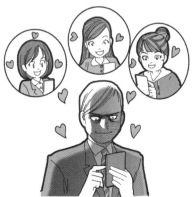

④ 缺乏同理心假說

由於絲毫沒有同理心而做出反社會行為。

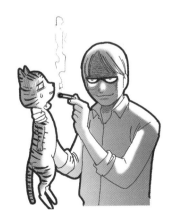

病態人格者的大腦掃描圖像

做出凶惡犯罪的原因是大腦的一部分功能不全

發現病態人格者之間共通的大腦圖像

　　神經科學家法隆在研究中發現，病態人格殺人犯的腦部正子斷層掃描（Positron Emission Tomography，簡稱PET）圖像有共通點，亦即位於大腦深處、呈現帶狀的邊緣系統組織活動力低落，從眼窩皮質（orbital cortex）到**大腦腹內側前額葉皮質區（Ventromedial Prefrontal Cortex，VMPFC）與前扣帶迴皮質的連結很弱**（P.40～41）。邊緣系統組織負責處理情緒並採取冷靜的行動。根據法隆的研究，相較於病態人格殺人犯上述所有部位的活力全都偏低，其他類型的殺人犯只有少數幾個部位的功能偏低。

　　由於這些部位發育不良或是原本就有受損，所以病態人格者的大腦無法克制自己，性功能變好，會無視良心和道義問題。然而，儘管和情緒相關的眼窩額葉皮質或大腦腹內側前額葉皮質區缺乏活力，主宰理性的背外側前額葉皮質區（dorsolateral prefrontal cortex，DLPFC）卻可說是異常活潑，所以他們沒有良知，能夠做出犧牲別人的冷酷行為，這就是病態人格者的特徵。

即使擁有病態人格腦，也不一定會變成罪犯

　　此外，法隆還在研究中偶然發現自己的腦部掃描圖像和病態人格者一模一樣，後來也得知父親的家系中有很多殺人犯，但他自己並沒有犯罪紀錄，也已經娶妻生子，是個成功的神經科學家。法隆在研究中做出的結論是，自己並不是反社會病態人格者，而是個社會化的病態人格者。**這證明了即使擁有病態人格腦，也不一定會做出反社會行為。**

腦部正子斷層掃描圖像比較

正常人

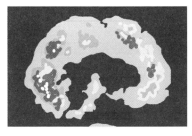

病態人格

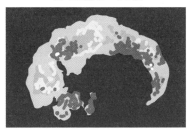

在病態人格者的腦部掃描圖像中可以看到異常的部位，眼窩額葉皮質
到杏仁核一帶的邊緣系統活動力低落或喪失活性。

病態人格者的大腦

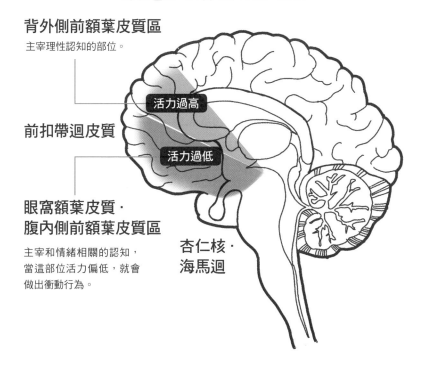

背外側前額葉皮質區
主宰理性認知的部位。

活力過高

前扣帶迴皮質

活力過低

**眼窩額葉皮質·
腹內側前額葉皮質區**
主宰和情緒相關的認知，
當這部位活力偏低，就會
做出衝動行為。

**杏仁核·
海馬迴**

病態人格是遺傳
而來，還是環境
使然？

病態人格的基因

情緒障礙會受到遺傳影響

　　反社會病態人格會遺傳嗎？關於這個疑問，有各種不同的看法。反社會病態人格者患有情緒障礙（emotional disturbance），會為了達成目的而不顧周遭的人。目前已經透過研究得知，促使人類做出反社會行為的情緒障礙會受到遺傳的影響。有一項大規模的研究調查且比較了大約3500對雙胞胎，結果在7歲小孩身上發現病態人格傾向的冷漠與無情緒等特質，其中的三分之二來自遺傳。據說，情緒障礙除了會受到遺傳影響之外，還會提高重病風險。但是，我們不能只因為情緒障礙會遺傳，就說病態人格也會遺傳。

「戰士基因」會提高暴力傾向

　　會為攻擊性或暴力傾向帶來影響的基因有好幾組，其中人稱「戰士基因」（warrior gene）的基因會讓MAOA酵素（單胺氧化酶A）的分泌量顯著低下，和暴力傾向與攻擊性有很大的關聯。目前已知荷蘭某個代代犯下縱火或強暴等凶惡犯罪的家族，其MAOA酵素產生變異，完全失去作用。此外，在小白鼠實驗中，完全喪失MAOA酵素的小白鼠攻擊性會變高。

　　「戰士基因」主要常見於男性，女性擁有這個基因的機率只有9%。這個基因若出現在男性身上，會導致杏仁核、前扣帶迴皮質和眼窩皮質（與病態人格型的反社會行為有關）的體積變小。不過，關於暴力傾向這一點，現況是病態人格基因的全貌尚未完全解開。

「戰士基因」會加劇暴力傾向

「戰士基因」會加劇攻擊性和暴力傾向

荷蘭研究者布魯納（Han Brunner）的團隊研究了某個
荷蘭家族的幾個世代，此家族擁有會使MAOA酵素分泌量
低下的戰士基因，家族中的男性曾做出縱火、
暴露狂和強姦未遂等顯著的反社會行為。

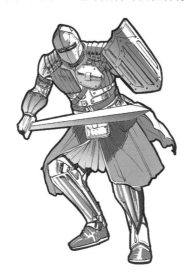

「戰士基因」與MAOA酵素

MAOA酵素（單胺氧化酶A）
是一種負責調整心情與情緒的
神經傳導物質。當MAOA酵素
量少時，人就會出現攻擊性變
強、社會性變低的傾向，而使
MAOA酵素量低下的就是「戰
士基因」。

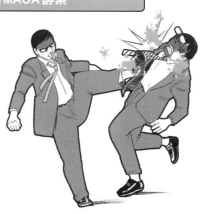

杏仁核是情緒
中樞

杏仁核異常會導致
病態人格 ?!

感到恐懼與否

　　杏仁核是位於顳葉（temporal lobe）內部的杏仁狀神經細胞集合體，它負責處理快感、不安、恐懼與喜悅等情緒反應，可說是情緒的中樞。此外，杏仁核還能對來自外界的刺激及早做出反應，是個可以直接透過本能做出反應的部位。

　　假如杏仁核有缺損，人就完全感覺不到恐懼。有一份實驗報告研究了一位因遺傳性疾病而使得杏仁核受傷無法運作的女性，她遇到危險狀況或猛獸時不會感到害怕，無法讀出別人的恐懼表情，自己也無法做出恐懼的表情。對病態人格者進行同樣的測試，也得到和她相同的結果。此外，還有一項實驗是這樣的：在紅色與綠色文字當中，若出現紅色文字就會有電流流過，讓受試者感受到些微疼痛。非病態人格者光是看到紅色文字就會感到害怕，即使根本沒有電流流過也一樣。然而，病態人格者的大腦不會感到恐懼，所以不會產生這種和恐懼相關的條件反射。

利他主義者的杏仁核

　　杏仁核若功能不全，不僅當事人很難感受到恐懼，也無法理解別人的恐懼情緒。病態人格者無法理解為什麼不可以讓別人感到害怕。

　　認知神經科學家艾比蓋爾‧馬許（Abigail Marsh）以捐贈器官給陌生人的人為對象，觀察其杏仁核對恐懼的反應，發現那些願意犧牲自己來拯救別人的善心人士，其杏仁核會對他人的恐懼表情產生很大的反應，也具有高度認知能力。

　　杏仁核在「認知恐懼的能力」上掌握了很大的關鍵。

杏仁核的功能

杏仁核位於顳葉內部，是杏仁狀的神經細胞集合體，
左右腦各有一個。

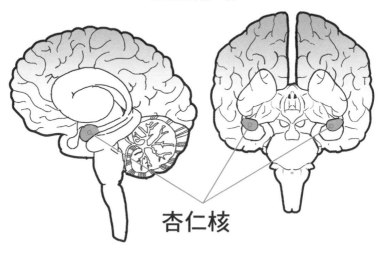

杏仁核

杏仁核讓人本能地感受到恐懼，並做出反應。
那些英雄們之所以不知害怕為何物，
或許和杏仁核功能不全有關。

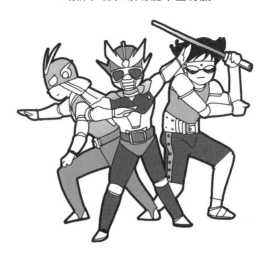

反社會病態人格的成因有三個

神經科學家建立的病態人格理論

法隆的「三腳凳」理論

神經科學家法隆得知自己擁有病態人格腦之後仍繼續研究，並提出說明病態人格成因的「三腳凳」理論，意思是病態人格者做出反社會行為的病因就像支撐板凳的三隻腳，並如下說明：

① 眼窩額葉皮質、顳葉前方與杏仁核的功能異常低落

關於這一點，請參考前面介紹過的病態人格大腦圖像（P.46～47）。掌管情緒的大腦部位明顯缺乏活力，是病態人格的成因之一。

② 某些基因發生高風險的突變

某些基因保有表觀遺傳標記（epigenetic tags），在發育過程中和環境因素相互作用，有時候會發生高風險的突變。如果在幼年時期經歷過三代以上的社會性暴力就會有暴力傾向，在世代之間發生連鎖反應。

③ 在幼年時期受到精神上、身體上或性的虐待

可能在幼年時期遭受過身體、心理或性虐待的病態人格受刑人大約占了90%以上。

法隆的理論認為，是這三個要素產生複合的關聯，讓病態人格者做出反社會行為。

複雜相關的三個因素

根據法隆的推測，應該是因為他幼年時期沒有受到虐待，所以才沒有變成反社會病態人格者。**他認為，是這三個病因複雜地互相關聯，才催生出反社會病態人格者。**

法隆的「三腳凳」理論

他的理論主張，讓人做出反社會行為的病因是大腦的
某些部位功能低落、基因變異與童年早期環境。

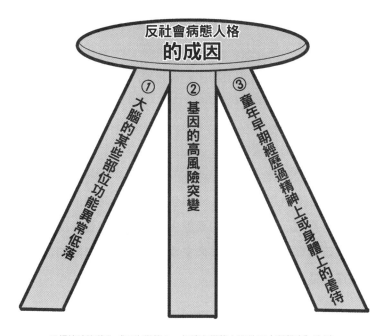

① 大腦的某些部位功能異常低落

② 基因的高風險突變

③ 童年早期經歷過精神上或身體上的虐待

反社會病態人格
的成因

※根據法隆著作《天生變態：一個擁有變態大腦的天才科學家》改編。

若眼窩額葉皮質、顳葉前方和杏仁核缺乏活力……

- · 良心的煞車會失效
- · 無法控制性慾
- · 無法區分可以做和不能做的事
- · 衝動易怒，無法克制
- · 缺乏同理心，不知道別人被刺傷會痛
- · 不會對危險的事物感到恐懼……等等

考察病態人格者 的大腦

大腦讓病態人格者 毫不遲疑地說謊

感受不到良心的譴責是大腦出了問題？

　　據說，不會感受到良心苛責和罪惡感、缺乏同理心的病態人格者說起謊來毫不遲疑。他們說謊就像呼吸一樣自然，其大腦構造究竟怎麼了？和一般人的大腦有什麼差別？

　　為了解開這個長年以來的疑問，京都大學阿部修士副教授的研究團隊為美國監獄裡的67名囚犯做了大腦活動的檢測，探討和說謊有關的神經基礎（neural basis）。

　　這個實驗使用新墨西哥大學的凱爾教授所開發的功能性磁振造影儀器，揭露了**「當囚犯的病態人格傾向越強烈，決定要不要說謊的反應時間就越短，大腦內主宰良心與內心交戰的前扣帶迴皮質活性偏低」**。

病態人格者能夠毫不猶豫地說謊

　　雖然研究並未證實病態人格傾向與說謊頻率的關係，但已知當一個人的病態人格傾向越強烈，他要說謊所需的反應時間就越短。

　　但是，我們無法光靠前扣帶迴皮質活力低落就斷定一個人是病態人格。大腦和其他部位複雜地合作，不可能光靠一個部位做判斷。

　　希望今後的研究能夠揭曉說謊面不改色與病態人格之間的關係。

為什麼說謊
卻不會良心不安？

在圍繞胼胝體（corpus callosum）
的扣帶迴皮質當中，前扣帶迴皮
質**負責處理同理心、情緒與
煩惱**，也和自動調節血壓和心
跳、做決策與認知衝突（cognitive
conflict）有關。

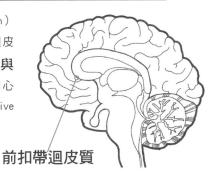

前扣帶迴皮質

病態人格傾向較強烈的人：

・**很快就能決定要不要說謊**
・**讓人感受到天人交戰的前扣帶迴皮質活性很低**

**＝能夠很自然地說謊
　而不感到良心不安
　或掙扎**

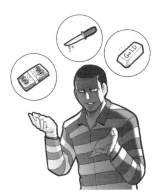

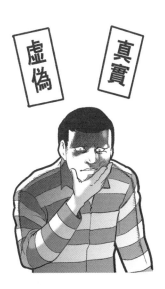

虛偽　真實

疑似病態人格者的歷史人物

鮮血伯爵夫人
巴托里・伊莉莎白

　　巴托里・伊莉莎白（Báthory Erzsébet）是16世紀外西凡尼亞（Transilvania）的名門貴族，據說其家族不斷近親結婚，也出現過惡魔崇拜者和性慾亢進（hypersexuality）者。伊莉莎白本人也有對僕人進行殘忍體罰的性癖好，其異常性在她丈夫死後變本加厲。她在所屬的領地中對幾百名少女使用「鐵處女」等拷問器具，也對將她們身體的一部分或皮膚切下來感到亢奮，此外還有各種淫亂的行為、搞同性戀、吃人與使用黑魔法。害怕變老的她特別喜歡用少女的鮮血來沐浴，以及活生生割下少女的肉來吃，因此被稱為「鮮血伯爵夫人」。對她來說，被奪走鮮血的大批少女只不過是物品而已吧。

　　在議會發現幾百具死狀悽慘的少女屍體後，與伊莉莎白共謀的僕人們遭到處刑，但伊莉莎白因為身分的關係免於行刑，被關在城堡裡直到死亡。如果能夠拍攝她的腦部掃描圖像的話，不知道會是什麼樣子呢？

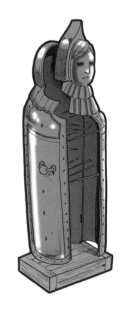
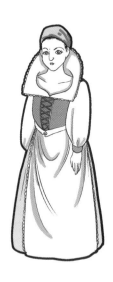

3

病態人格者
的特性

病態人格者的真實樣貌究竟是什麼樣子？
他們有什麼特徵和類型，又為什麼會做出那種行為？
本章將為你解說病態人格者的特性。

<table>
<tr><td>病態人格者的定義為何？</td><td># 病態人格者有什麼特徵？①</td></tr>
</table>

海爾所下的病態人格定義

一群臨床心理學家針對犯罪心理學家海爾開發的**「病態人格檢核表」修訂版（Psychopathy Checklist-Revised）**做了因素分析（factor analysis），發現那20個項目主要可以分為**四個因子模型（factor model），分別是人際、情感、生活模式與反社會傾向。**

除了會犯罪的病態人格者之外，有些病態人格者不一定會和犯罪扯上關係，但是會為了追求自己的利益而不顧別人，做出不負責任的事。上段所說的反社會傾向有時是指這種情況。

另外，不必四個因子全都具備，只要符合這些特徵之一，就可以算是病態人格者。

造就病態人格的四因子特徵

在人際方面，病態人格者會利用自己的外在魅力來掌控別人，具有誇大的自我價值觀，會為了粉飾自己而隨口說出各種謊言。**在情感方面**，其最大特徵是不會受到良心的譴責，會陷害別人，個性冷漠，欠缺對別人的同理心。**在生活模式方面**，病態人格者只會想到當下，不會考慮未來。病態人格者個性衝動，經常做出追求顫慄和刺激的行為。為了利用別人並加以寄生，他們會暗中操作，讓事情如自己所願。

至於**反社會傾向**則是指在幼年到青少年時期曾做出問題行為或有犯罪紀錄，長大成人後沾染各式各樣的犯罪，或是雖然沒有犯罪，卻會做出反社會行為。

病態人格的定義由四個因子組成

從「病態人格檢核表」修訂版（PCL- R）
歸納出來的四因子模型

人際方面

- 口才好／外在魅力
- 誇大的自我價值觀
- 病態說謊
- 具有虛偽、騙人的傾向／喜歡操縱別人
- 多段婚姻關係
- 放縱的性行為

情感方面

- 感受不到良心的苛責和罪惡感
- 情感淡漠
- 對人冷淡，缺乏同理心
- 無法控制自己的行為
- 無法對自己的行為負責

生活模式

- 追求刺激／容易感到無趣
- 寄生的生活型態
- 缺乏現實的長期目標
- 個性衝動
- 不負責任

反社會傾向

- 容易暴走
- 幼年時期曾出現問題行為
- 少年犯罪
- 假釋遭到取消
- 各式各樣的犯罪紀錄

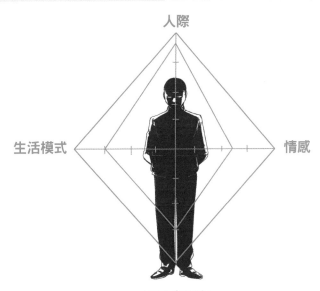

病態人格者有什麼特徵？②

社會化的病態人格者確實存在

病態人格者並不僅限於有犯罪紀錄的反社會人格者，**有些社會化的病態人格者已經很能融入社會**（又稱為輕度病態人格），如果是初次見面或點頭之交，起初會看不出對方是不是病態人格者。

社會化的病態人格者會讀心，學會讓自己看起來更有魅力的社交技巧，所以很多時候反而會讓人對他產生好感或著迷。和他進一步往來之後，我們會開始覺得他有點不對勁，但不會察覺他是病態人格者，所以會不斷地受害或遭到操控。實際上，世上的確有深具領袖魅力且成功的病態人格者，他們只是把周遭的人耍得團團轉，但並不會犯罪。

不慌不亂地操控別人

社會化的病態人格者會讓周遭的人不知不覺地跟著他的步調走。他們說起謊來就像呼吸一樣自然，當謊言被揭穿也完全不動如山，又再編造新的謊言來安撫周遭的人。

由於他們不會感到害怕，所以面對人群也不會緊張，表現出一副落落大方的樣子，看在旁人眼中就像個自信與實力兼具的人。

社會化的病態人格者不會有罪惡感，也不會同情別人，**很擅長穩穩地操縱人心，加以支配。**

他們不守規則也不守時，會在賭博等事物中追求顫慄和興奮感，自制心無法作用。

社會化病態人格者的主要特徵

利益誘導

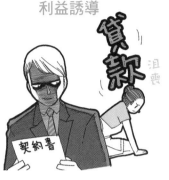

沒有良知

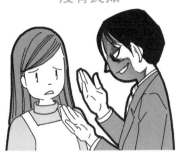

沒有同理心和罪惡感

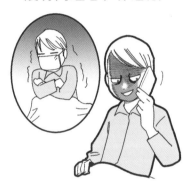

病態說謊

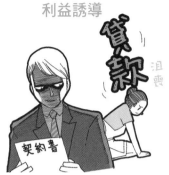

喜歡玩弄別人

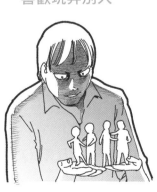

缺乏自制力

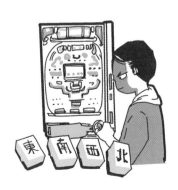

病態人格者的種類

病態人格的男女比例，與年齡、社會經濟地位和智商的關聯

成年男性的病態人格發病率為0.75%

病態人格者**大多是成年男性，發病率估計為0.75%**，而和女性相關的資料很少，但**女性的發病率推估為0.25%**。目前僅有一項研究調查過女性囚犯中的病態人格比例，針對103位女性囚犯做了病態人格檢測，發現其中約有15%是病態人格者。這個數字大約是女性發病率推測值的60倍，因此有人認為女性罹患病態人格的機率實際上更高，甚至和男性一樣高。

還有其他研究調查過病態人格與年齡、社會經濟地位和智商的關聯，發現當**病態人格者年紀越大、社會經濟地位和智商越高，反社會行為就越少。**

病態人格與它的併發症

病態人格者並不是只有電影或連續劇中那種會犯下殘虐罪行的精神病類型。**就如同每個人的個性和氣質都不同，病態人格者也有各種不同的類型**，有些符合P.59的四個因子，有些則是從其中某個因子特化出來。

雖然這方面還有待研究，但有些病態人格者會有其他併發症，例如思覺失調症、焦慮症、情感性疾患、創傷後壓力症候群（PTSD）、物質濫用（酒精或藥物濫用）、注意力不足過動症（ADHD）等等。

有時候，**這些併發症會提高病態人格者做出反社會行為的機率，物質濫用和ADHD也會提高罹患病態人格的風險。**

病態人格的發病率

成年男性的病態人格發病率

估計為 0.75%

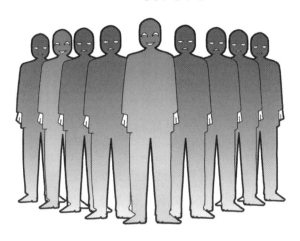

女性的病態人格發病率

估計為 0.25%

資料來源：詹姆斯·布萊爾（James Blair）、德瑞克·米契爾（Derek Mitchell）、卡莉娜·布萊爾（Karina Blair）合著之《病態人格者：冷淡的腦》（The Psychopath: Emotion And The Brain）。

出現併發症的病態人格者

思覺失調症、焦慮症、情感性疾患、創傷後壓力症候群（PTSD）、物質濫用（酒精或藥物濫用）、注意力不足過動症（ADHD）等等。

· 併發症會提高當事人做出反社會行為的機率

· 物質濫用和ADHD會提高罹患病態人格的風險

暴力型病態人格者

將暴力當作驅使別人的工具

為了得到想要的東西，或是想讓狀況符合己意而使出暴力；利用恐懼操控人心，讓別人順著自己，這些都是暴力型病態人格者的特徵。只要一不合他意就會馬上使用暴力，做出毀壞物品等具破壞力的行為。

夫妻之間或家庭裡若存在施暴者，其病態人格的傾向也很強烈。

家暴加害者在施暴後往往會馬上露出反省的樣子以乞求受害者原諒，不願和對方斷絕關係，但實際上他們並沒有在反省，只是當下想到要怎麼做就那麼做罷了。為了操控被害者，他們會不擇手段，具有攻擊性的暴力傾向是他們的特徵。

平常很溫順，但一抓狂就會使用暴力

病態人格者並非總是充滿攻擊性，也有些人平時很溫順，卻突然情緒爆發而使出暴力。周遭的人完全無法理解他們是哪裡不滿意才施暴，也不知道他們什麼時候會抓狂。病態人格者有時會在衝動下加害別人，甚至殺人。由於病態人格者沒有良知，所以施暴後不會感到後悔，也不會對受害者產生同情或憐憫。

此外，有些病態人格者會虐待動物並感受到性興奮，或是對比自己弱小的小孩、女人殘忍地施暴。犯罪型病態人格者作惡多端，其再犯率很高，反覆犯罪的常習性也很顯著。

暴力型病態人格者
克制不住衝動

他們會操控別人，讓人順著自己，
把別人當作發洩的出口而施展暴力。

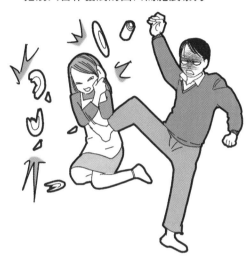

平時很溫順的人突然就情緒爆發。

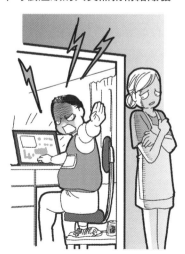

為了自己而徹底利用別人

寄生型病態人格者

像寄生蟲一樣把別人侵蝕殆盡

寄生型病態人格者會依附鎖定的對象，就像寄生蟲依附在宿主身上一樣，藉此謀取利益和金錢。

這類人會巧妙利用別人的同情和同理心，煽動別人為自己奔走，其手腕非常高明，會讓別人覺得「我必須為他做點什麼」、「不幫他的話我未免太冷漠」。

就像寄生蟲會把宿主侵蝕殆盡一樣，寄生型病態人格者會徹底利用鎖定的對象，奪走他的一切。

這類病態人格者外表看起來很有魅力，有時候會露出脆弱的樣子引人同情。在旁人起初基於同情和好心幫了他之後，寄生型病態人格者就會得寸進尺。

不會考量別人的感受

病態人格者的典型特徵就是沒有良心，所以不會考慮到自己的要求為別人帶來多大的負擔，或是會把對方逼進什麼樣的絕境，也不會同理別人的心情和狀況。

病態人格者認為別人為自己做事是天經地義，當對方拒絕、不順他的意時，他們翻臉比翻書還快。

榨乾別人的利用價值之後，若發現對方不再對自己言聽計從，他們就會馬上轉移目標。

即使對這類人講道理，他們還是會說出對自己有利的謊言來糊弄過去，或是惱羞成怒，想要反過來說服別人。

寄生型病態人格者
善於利用人的心理

別人效忠我是應該的，
他們的處境和感受如何，根本無所謂！

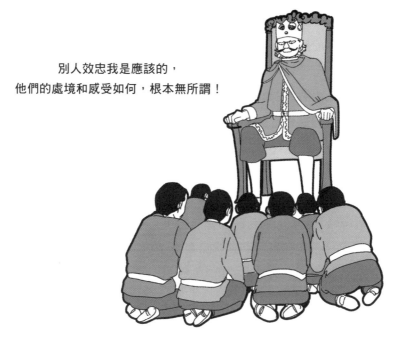

旁人起初基於好心而出手幫忙，
但病態人格者的要求卻越來越過分。

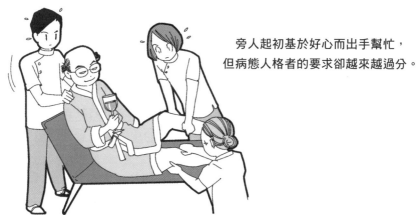

隨心所欲地操縱別人

支配型病態人格者

專制君主般的支配力

此類型的病態人格者會操控別人，想讓所有事物及狀況都如其所願。

他們藉由敏銳的觀察力來操控人心，能夠馬上看穿別人的弱點，掌控其心靈和行動。

支配型病態人格者和寄生型病態人格者有很多共通點，但前者的特徵是以自我為中心來構築世界，讓自己處於團體的核心。有人認為病態人格者不愛加入團體，喜歡單獨行動，但支配型病態人格者的社會適應良好，有能力坐上職場或團體中的領袖位置。不過，他們領導團體終究只是為了自己的利益和目的，很重視團隊成員對自己的歸屬感和忠誠心。

有些人成為了適應社會的領袖

某些支配型病態人格者相當適應社會，即使他們有著各種問題，還是成功擔任了職場上的魅力領袖。有些人甚至成為宗教團體中擁有超凡魅力的領導者，能夠召集到許多信徒，受到眾人注目。

這類人有時會採取不顧危險的行動，讓人覺得他們充滿自信和勇氣而為其著迷，但實際上他們並沒有經過縝密的計畫，絕大多數情況都只是抱著「當下過得去就好」的想法，想到什麼就貿然去做。

他們總是推卸責任，毫不在乎地把別人當作棋子，用完了就丟。

支配型病態人格者擅長操縱人心

把自己以外的人當作棋子來操縱，
毫不在乎地丟棄。

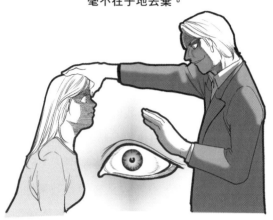

有些支配型病態人格者會成為自我中心的領導人，
例如具超凡魅力的宗教團體教主或公司的創始人。

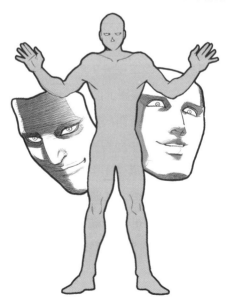

複合型與社會適應型病態人格者

一樣米養百樣人的多重面向

無法分類的複合型

前面我介紹了病態人格者的主要類型，但也有人是複合型，同時兼具暴力型、寄生型和支配型的特徵。

如同第2章所說明的，就像我們人類的個性無法歸類為單一類型一樣，病態人格者的特徵也很多樣化，無法一概而論。

有些病態人格者時而用暴力手段控制別人，時而博取別人同情並咬住對方的弱點不放，有時候又會很有效率地改用不同的手法來操縱別人。由於有些病態人格者屬於多種類型混合的複合型，所以不要以為可以看類型來反擊。

「是不是病態人格者」並不是二選一

心理學家凱文‧達頓（Kevin Dutton）曾說：「要判斷一個人是不是病態人格者並非只能二選一，病態人格者的內在和外在都有灰色地帶，就像地下鐵路線圖的收費區段呈現漸層一樣。」

危險的凶惡罪犯只占了全體病態人格者的極小部分，他們無畏又充滿自信，看在別人眼中顯得冷酷，但能做出合理的判斷並採取行動，也能專注在一件事情上。病態人格的特質之一就是能夠適應社會，成為成功的病態人格者（參見第6章）。

病態人格傾向比較強烈的人若融入社會，對一般人造成的實際傷害應該也更大，我會在第4章列舉出你身邊很可能會遇到的病態人格者。

病態人格者無法概括為單一類型

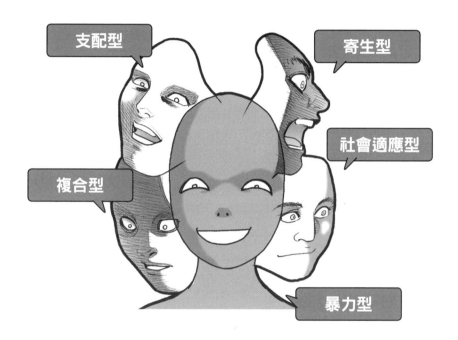

「要判斷一個人是不是
病態人格者並非只能二選一，
病態人格者的
內在和外在都有灰色地帶。」

(引用自心理學家達頓的著作《非典型力量》。)

幼年時期可觀察到的 病態人格特徵

出現行為障礙與 情緒障礙

10歲前就出現行為障礙

病態人格者的攻擊性和反社會行為大多從幼年或青少年時期就會開始出現，但**即使幼年時期做出反社會行為，也不一定都會演變成病態人格**。

《精神疾病診斷與統計手冊》（DSM）所制定的行為障礙（behavior disorder）診斷標準如右頁所示。它規定，**若要診斷幼年時期的行為障礙**，至少要有一項特徵在10歲之前出現，而且**臨床上還必須觀察到顯著的社會、學術與職業功能障礙**。另外，有一份由心理學家里南（Lynam）開發的「兒童專用病態人格量表」（Child Psychopathy Scale），就是以6歲以上兒童為對象。

出現情緒障礙的徵兆

病態人格有一個很重要且決定性的特徵，亦即是否出現情緒障礙的徵兆。雖然只有滿18歲的成人才能診斷為反社會人格障礙，但在診斷項目中，如果符合「無法和朋友維持親近關係」、「對學業漠不關心」、「會虐待動物」、「缺乏罪惡感」或「情緒淡漠」這幾項條件，就可以視為幼少期病態人格者的特徵。此外，認為自己高人一等，表現出明顯的自戀情結也是病態人格的特性之一。無論如何，雖然我們很難將兒童診斷為病態人格，但幼年病態人格者和成年病態人格者的共通點在於欠缺情感。即使如此，**我們還是不可以隨便為孩子貼上「病態人格兒童」的標籤**。

行為障礙與情緒調節障礙的特徵

行為障礙（BD）的診斷標準

〈對人或動物有攻擊性〉

① 經常欺負、強迫、恫嚇別人。

② 時常發生鬥毆事件。

③ 曾使用會嚴重傷害他人身體的武器。

④ 曾經對人施加殘忍的肢體暴力。

⑤ 曾經對動物施加殘忍的肢體暴力。

⑥ 曾做過飛車搶劫等當面竊取財物的行為。

⑦ 曾犯下強制性交。

〈損壞他人所有物〉

⑧ 曾故意縱火。

⑨ 曾故意破壞別人的所有物。

⑩ 曾私闖民宅、建築物或車輛。

⑪ 經常說謊。

⑫ 曾經順手牽羊或偽造物品。

〈重大違規〉

⑬ 在 13 歲前就時常深夜外出。

⑭ 一整晚不在家的情況至少發生過兩次，有過長時間不回家的記錄至少一次。

⑮ 在 13 歲前就時常不去上學。

※引用自《精神疾病診斷與統計手冊》（DSM）第四版。

冷漠／情緒平板	自戀性格	衝動性格
·對學業漠不關心	·情感淡漠	·把錯怪在別人身上
·不遵守約定	·極端自戀	·不經思考就行動
·不會內疚	·會利用、欺騙別人	·很快就會厭煩
·不會表露情感	·會霸凌別人	·容易牽扯上危險活動
·無法維持友誼	·乍看之下很有魅力，但不誠實	·無法事前訂立計畫
	·受到指正會生氣	
	·認為自己高人一等	

青少年時期的行為障礙與環境的影響

環境壓力會加劇攻擊傾向

　　一般來說，成年人的病態人格非常難以治療，但近年的研究觀點認為人們應該在幼年或青少年時期的萌芽階段就先防範於未然，並且逐漸將研究對象拓展到正值幼年或青少年時期的人們。

　　某項研究把焦點放在求學環境，成立一個「擁有病態人格特質的孩子之所以會明顯出現攻擊傾向等行為障礙，可能是因為受到求學環境不佳等環境壓力（environmental stress）的影響」的假說，並進行調查。也有不少研究者認為，即使孩子在幼年時期出現顯著的病態人格特徵，也要教育孩子不可以霸凌別人或使用暴力，如此改善環境因素才有助於抑制和預防病態人格者做出攻擊行為。

環境並不是造成影響的根本因素

　　此外，犯罪心理學家海爾舉出某個病態人格青年為例，這位青年的家庭環境沒有問題，在經濟上和精神上都受到雙親支持，但當他再也無法從父母身上拿到錢時，馬上就犯下銀行搶案。因此，海爾認為我們無法斷定只有家庭環境的影響才會讓人變成病態人格者。此外，他還反對「人在幼年時期與父母的連結薄弱會導致精神病態」的看法。

　　經歷過惡劣的環境會使病態人格者做出暴力行為，但那並不是最根本的原因。不過，不管家庭環境如何，擁有反社會病態人格特質的孩子，幾乎都在14歲左右就會開始出現犯罪行為。

病態人格特質與攻擊行為的關聯

病態人格特質 ➡️ 攻擊行為（霸凌、暴力等等）

不安　　　　　怒氣

⬆️

環境壓力（家庭環境或求學環境惡劣）

若感受到環境壓力和心理創傷，
孩子會更容易做出攻擊行為。

即使家庭環境沒有太大的問題，
但還是有些青少年病態人格者會
做出攻擊或犯罪行為。

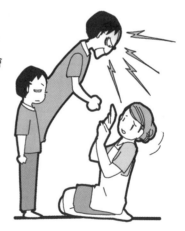

犯罪心理學家海爾
以13歲～18歲青少年為對象，
開發出「青少年專用病態人格
檢核表」。

從倫理思考實驗看病態人格者的特性 礦車問題

把五條命和一條命放在天平上

「**為了救人，犧牲其他人的生命是可以允許的嗎？**」由於希望讓人們思考這個道德兩難的議題，哲學家芙特（Philippa Ruth Foot）提出了知名的**思考實驗「礦車問題」**。一輛礦車失控爆衝，再這樣下去，被綁在軌道上的五個人就會沒命，但是，只要切換軌道，就可以只犧牲另一條軌道上的一個人。假如你在軌道的切換處，會選擇救五條命還是一條命？

五條命 VS. 一條命① 道德兩難

心理學家約書亞・格林（Joshua Greene）用礦車問題做了實驗，看看病態人格者會如何解決這個道德兩難，結果是病態人格者會馬上做出救五條命的決定，但絕大多數的一般人都會猶豫或是無法決定。

五條命 VS. 一條命② 涉及個人情感的道德兩難

哲學家湯姆森（Judith Jarvis Thomson）進一步延伸了這個命題。為了拯救被綁在軌道上的五個人，只要推倒眼前的陌生壯漢，就能利用他的身體擋下礦車，但他也會因撞擊而死亡。「親手推倒壯漢」這個行為，比切換軌道更能刺激大腦中掌管同理心的部位。

一般來說，人在思考這兩個命題時，大腦中與掌管情緒的杏仁核相關的部位會很活躍，尤其第②個命題更是如此。然而，若換成是病態人格者，無論在思考①或②的命題，這個部位都不會活動，完全沒有反應。因此，**他們不會產生罪惡感和同理心，能夠馬上做出功利的判斷**。

你會怎麼做呢？

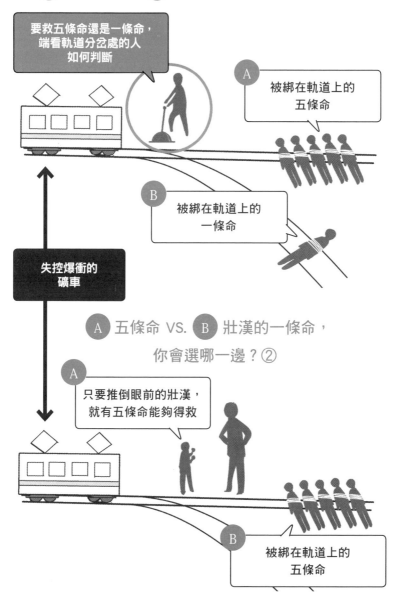

關 於 自 覺

病態人格者怎麼看待自己？

擅長自我辯護

那麼，病態人格者本人怎麼想呢？他們對自己的言行舉止有自覺嗎？

我在第2章說明過，病態人格者的大腦部位有問題，掌管良心和同理心的部位失去了功能，所以無論旁人怎麼看待，病態人格者都不會在意別人的評價，也不覺得說謊有什麼不對。

如同右頁所示，病態人格者會**把別人的評價和感受全都反過來想**。

若是能言善辯的病態人格者，還會以對自己有利的形式自我辯護，甚至能夠反過來說服別人。

缺乏本身是病態人格者的自覺

此外，即使某人的病態人格傾向很強，但由於他不會反省、沒有罪惡感，也無法理解自己對別人造成多大的影響，所以不會察覺自己是病態人格者。

只要沒有做出反社會行為或犯罪，基本上人們並不會懷疑自己是不是病態人格者而跑去醫院求診，而若有人做出反社會行為時，則幾乎都是家人帶他去看診。

也就是說，如果你默默地煩惱自己可能是病態人格者，可以說有很高的機率不是。

「沒有自覺」是病態人格者之所以為病態人格者的原因。

病態人格者與旁人的想法不同

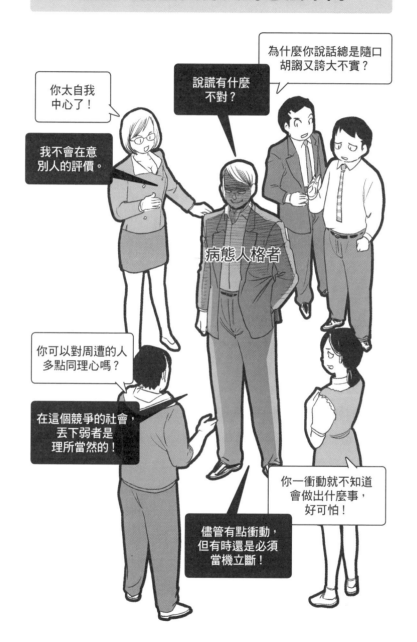

其魅力從何而來？

病態人格者能讓任何人為他著迷?!

明知是受刑人，卻還是迷上了他？

英國BBC曾播出一部紀錄片《是什麼造就了病態人格？》（What Makes a Psychopath?），該片的女導演在美國監獄中訪問了幾位具有病態人格的凶惡罪犯，其中有一位年輕受刑人和其他受刑人完全不同，服儀端正、彬彬有禮，讓女導演很著迷。他展現了猶如百科全書般廣泛的知識，像在訴說將來的夢想似地描述他如何襲擊那些被害者，並且自稱能夠讀心，還分析了初次見面的女導演。眼前這個看上去很普通的青年充滿魅力，但其實是個殘虐的罪犯——一想起這件事，令女導演大為震撼。

其他研究者也說，**病態人格傾向較強的受刑人，即使在監獄裡也會讓職員和醫師留下好印象，令人為之著迷。**

異性很容易感受到病態人格者的魅力

加拿大布洛克大學（Brock University）巴西爾（Kristopher Brazil）的研究團隊做了實驗，由108名女性來為病態人格者評分，看看他們是否真的能夠魅惑別人。在這個實驗中，研究團隊事先找來46名已測出具有病態人格、社會智力（social intelligence）與性社交傾向（sociosexuality，對性的奔放嗜好）等三個條件的男學生，讓他們和女生約會，而受測的女性們則觀賞那些男性約會時的影片，為他們給人的好感度評分。

實驗結果是，**無論外表如何，病態人格傾向越強烈的男學生越能得到女性的高度評價。**此外，這項研究還讓我們知道，病態人格傾向越高的男性，其社會智力就會越高，性社交傾向也越強烈，但他們令人著迷的原因至今仍然不明。

病態人格者會操縱人心？

具有病態人格傾向的受刑人即使在監獄裡也會魅惑職員和醫師，
讓他們留下好印象。

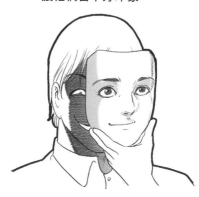

實驗報告指出，病態人格傾向越強烈的男性，
其社會智力越高，性社交傾向也越明顯。

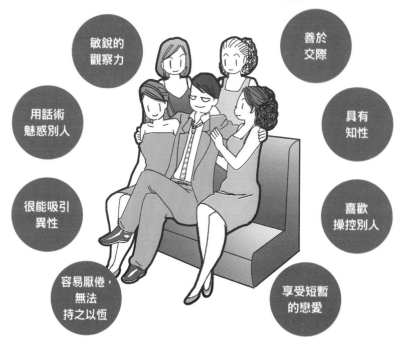

敏銳的
觀察力

善於
交際

用話術
魅惑別人

具有
知性

很能吸引
異性

喜歡
操控別人

容易厭倦，
無法
持之以恆

享受短暫
的戀愛

疑似病態人格者的歷史人物

倫敦的
開膛手傑克

　　19世紀末，倫敦發生連續獵奇殺人事件，凶手的外號「開膛手傑克」很快就廣為人知。事件發生在1888年8月底到11月上旬，為期約兩個月，凶手將五名妓女肢解並開膛破肚，將其內臟取出並帶回。此外，他還寄送有署名的犯罪預告函給報社，是很知名的劇場型罪犯。自稱開膛手傑克、大膽地預告犯行、能讓最後一位犧牲者主動邀他進屋、冷靜地完成殘虐犯行等幾點讓人感覺到病態人格的味道，這起事件最終成了未偵破的懸案。2002年，作家派翠西亞·康薇爾（Patricia Cornwell）自掏腰包，投入大筆費用以最新科學技術調查遺留在案發現場的物品，斷定當年身為嫌犯之一的畫家華特·席格（Walter Richard Sickert）就是真兇。

　　另外，2019年有人發表了一篇論文，內容是關於案發現場遺留的披肩之DNA鑑定結果。130年前的懸案如此衝擊，至今仍然成為話題。

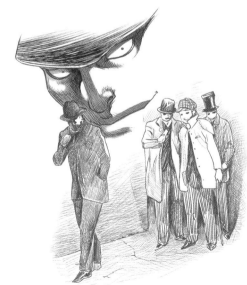

4

我們身邊的病態人格者

犯下凶惡犯罪的病態人格者只有一小撮，
你身邊的人有病態人格傾向的機率還比較高，
也就是說，職場上的上司、同事或朋友也有可能是病態人格者。
本章會針對我們身邊的病態人格者和毒親的差別進行說明。

病態人格者就在我們身邊

身邊的人該不會是……

每個地方都有病態人格者？

病態人格者不一定都是連續殺人犯之類的凶惡罪犯，我先前已經說明過，世界上也有適應現實社會的社會化病態人格者。

你身邊有沒有怪怪的人？他外在很有魅力，但其周圍的朋友不知為何一批換過一批；上司的腦筋雖動得很快，卻有很多部下得了憂鬱症或辭職；有些人只要是為了自己的利益，無論對象是誰都能恣意地利用；有些人老是說謊，還一副泰然自若的樣子。

雖然多少有個別差異，但這些在社會或組織中特化出來、動不動就引發問題的人，可能具有很強烈的病態人格傾向。

要知道病態人格者到處都有，並加以應對

無論是什麼團隊或社群組織，都有病態人格傾向高的人——大家要抱著這樣的想法來面對人際關係。與其毫無背景知識就和他們接觸，這樣做應該會比較容易思考應對方法。

此外，若你回顧過去，或許會發現從前遇過的人當中就有病態人格傾向很強的人。如果你在人際關係上曾發生過無法理解對方的經驗，或是懷疑自己的應對方式錯了，至今還總是會想起那些痛苦的過去而感到後悔，那麼對方有可能就是病態人格者。

如果是這樣的話，你能成功對抗他的機率本來就很低。我建議你忘掉過去，向前邁進。

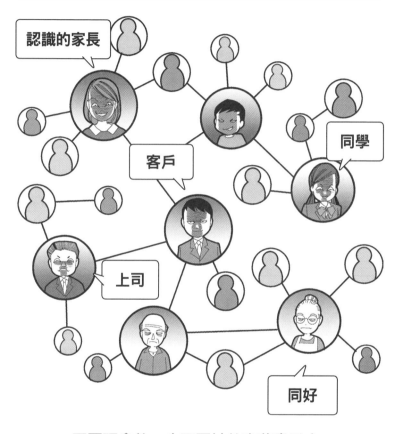

認識的家長

同學

客戶

上司

同好

不要理會他，也不要被他牽著鼻子走。

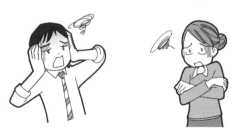

部門中說不定有
這種人

當公司同事是
病態人格者……

任意差遣別人是家常便飯

公司裡很可能有病態人格傾向強烈的人。

這種人擅長表現自己，會毫不在乎地搶走你努力的成果，藉此出人頭地；掌握你的弱點之後，就在職場上到處放送；會在開會時執拗地譴責你的失敗；總是巧妙地操作，把沒興趣的工作推給別人——你身邊有這種同事嗎？

這種人在需要團隊合作的小組專案中不但無法發揮能力，還會反駁別人的意見或獨占別人的成果，變成工作上的絆腳石。他們會用高壓的態度對待他看不順眼的人，即使公然傷害對方也無所謂。

然而，卻有些人會被其具有魅力的外表和舉止迷惑，成為他們的崇拜者。

病態人格者適合當業務員？

病態人格者不適合做需要專注力的精密工作，但他們的態度落落大方且充滿自信，口才很好，很擅長說服別人，如果擔任態度必須強硬一點的業務員，就能夠接二連三地開發新客戶。面對一般人會顧慮客戶狀況和態度的場合，病態人格者不會念及對方的感受，能夠強勢以對。

病態人格者的精神力超乎常人地強韌，如果將他們分配到能夠以此為武器的職位或部門就能發揮能力，在職場上活躍。

假如你同部門的同事是病態人格者，只能儘量和他保持距離，不要被對方牽著鼻子走。病態人格者是不會改變態度的，加以糾正也沒有用。

病態人格的同事會把你耍得團團轉

☐	不擅長需共同合作的專案	→	擅長做簡報或跑業務
☐	不負責任，無法一心多用	→	能夠專心做單一工作
☐	情緒不穩，會突然暴怒	→	有時也會突然對人很親切
☐	破壞團隊合作	→	擅長個人秀 ……等等

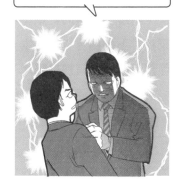

你連這個都不懂嗎？

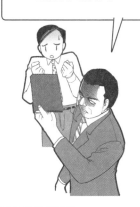

這個就交給你了！

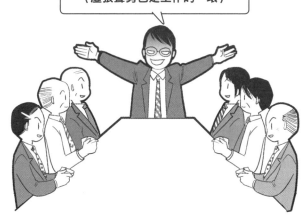

就照我的提議去做吧！
（虛張聲勢也是工作的一環）

當上司是病態人格者……

破壞型上司會毫不留情地利用部下

　　P.86所說的具有病態人格傾向的同事，說不定會就此出人頭地，成為你我的上司。當他掌握地位和權力，就會把部下當作遊戲棋子一樣為自己所用，對於沒用的部下則是毫不留情地給予極低評價並加以開除；為了比別人更占優勢並獲取利益，他會毫不在乎地欺騙別人，而且不會良心不安；對看不順眼的對象施以不合理的壓迫或徹底忽視，為他人帶來精神上的痛苦；有時候，他會以看到別人動搖的模樣為樂，抓住別人的弱點再加以騷擾；看到別人困擾的樣子讓他覺得很好玩，故意把對方逼入絕境；他把失敗全部推到別人身上，自己永遠待在安全有利的位置。

　　病態人格的上司會消耗部下的身心，讓公司背負損失，是個危險人物。在美國，有些企業會使用企業版病態人格檢核表來應對（參考P.120）。

病態人格者有時也會成為適才適性的成功人士

　　不過，也有些人會善用自己的病態人格特質站上頂峰，君臨業界，成為成功的病態人格者（參考第6章）。

　　不合理的要求有時候也會提高團隊的產能。

　　有些病態人格者不會受限於常識，所以會接連採用嶄新的構想。他們擁有超凡領袖魅力和控制人心的能力，資質剛好適合擔任創投企業的CEO或改革者。

　　會成為邪惡的破壞型上司還是成功者上司，就看當事人的氣質和後天環境了。

病態人格型上司具有危險的兩面

- ☐ 用高壓態度對待地位比自己低的人 → 面對地位高的人也不害怕
- ☐ 突然改變指示 → 不會執著在同一件事上
- ☐ 情緒不穩，會突然暴怒 → 有時會突然對人很親切
- ☐ 操控別人，讓人嘗到罪惡感並加以驅使 → 很會命令別人做事

……等等

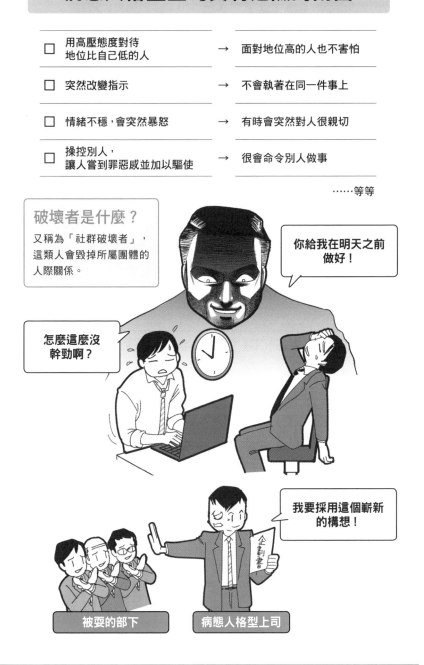

破壞者是什麼？
又稱為「社群破壞者」，這類人會毀掉所屬團體的人際關係。

你給我在明天之前做好！

怎麼這麼沒幹勁啊？

我要採用這個嶄新的構想！

被耍的部下　病態人格型上司

名為怪獸客戶的族群

當客戶是病態人格者……

和怪獸客戶共事很可怕

最近經常看到「怪獸客戶」這個詞彙。

「怪獸客戶」和「怪獸家長」很像，會提出超乎常識且不合理的要求或怨言，操控工作上的合作對象，讓人感到疲憊。

特別是當大型企業負責人是怪獸客戶，發案給自由業者或無名企業時，尤其會瞧不起對方，所以很容易發生上述情況。他們會提出偏離重點又囉唆的要求，或是任意變更委託內容和繳交期限，妨礙工作進行，但又把所有責任轉嫁給對方，事後往往發展成客訴問題。

態度要堅定，甚至不惜採取法律途徑

怪獸客戶有很高的機率是病態人格者，用上對下的態度對待合作對象，在掌控對方時嘗到優越感和滿足感。

當怪獸客戶發現你對他百依百順，就會進一步提出無理的要求，牽著你的鼻子走。因為是優越感在驅使他們，所以便會覺得自己無論對合作對象說什麼、做什麼都能得到原諒。

以上這些特質都和病態人格者有共通點。

在這個情況下，我們幾乎都是和他們共事之後，才發現對方是具有病態人格特質的怪獸客戶。回過神來，才發現自己已經被怪獸客戶玩弄於股掌之間。

如果你是業務員，唯一的解方就是和上司或律師一起毅然採取法律途徑。

怪獸客戶的特徵

- ☐ 起初像個很能幹、很有魅力的人物。
- ☐ 提出很多不合理的要求或怨言。
- ☐ 厚臉皮地要求變更內容或交期。
- ☐ 在小組專案中，無法和組員團隊合作。
- ☐ 突然因為一點小事就抓狂。
- ☐ 不守時。
- ☐ 交代的內容變來變去。
- ☐ 經常說變就變而導致工作遲遲做不完。

……等等

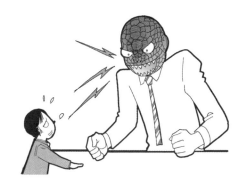

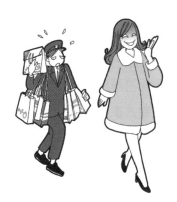

你幾點能夠做完？
不睡覺的話，
應該做得完吧？

認為自己身為客戶
就是大爺，
用道德騷擾的方式恫嚇、
脅迫、刁難別人。

當認識的家長是病態人格者⋯⋯

把人分等級，加以排擠並操控

有些孩子的父母會形成彼此友好的家長圈，這是個能夠互相分享育兒煩惱的社群，但其中若有病態人格傾向的家長在，這個社群就不再是個避風港，有可能會變成陰暗的霸凌場合。這種家長會比較彼此的職業、收入與孩子的學力差異，喜歡將人分等級。他們具有魅力十足的外在，在家長團體中是核心人物，控制著其他家長，並且孤立不合己意的人。你起初或許能和他們相處得很融洽，但只要發現你不順從或抓到你的弱點，他們就會突然開始排擠你。如果某家長的這種行為很顯著，就可說具有強烈的病態人格傾向。

即使彼此的子女是朋友，也必須和對方切割

病態人格的家長會在圈子裡散播別人的壞話，逼得對方待不下去，其他家長也因為受其掌控而不會提出反對意見。這種病態人格家長身邊的跟班會接連遭到排擠和霸凌，所以往來的對象會一直換來換去。

在這種情況下，你只能和對方保持距離，但如果是在家長會這種組織裡，彼此大概很難維持一定距離，但你還是要抱著「即使被討厭了也無所謂」的想法，按照自己所相信的採取行動。**即使彼此的孩子是朋友，也要在心裡跟對方家長切割，要清楚知道家長圈中的朋友不等同於自己的朋友。**為了不被病態人格的家長玩弄，這樣做是必須的。

家長的圈子

即使表面上看起來很融洽，
有病態人格的家長很可能已經掌控了這個群體。

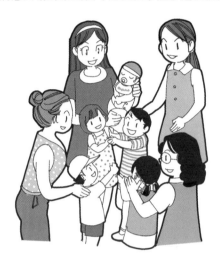

控制其他人的心，排擠看不順眼的對象。

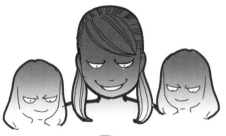

應對方法

要心想「被討厭了
也沒關係」，
相信自己！

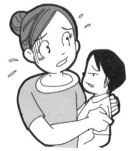

病態人格者從小
就看得出徵兆

當同學是
病態人格者……

丟掉別人作業也不會挨罵的說服天才？

知名的病態人格研究者兼心理學家達頓曾說，自己最早交到的朋友就是個病態人格者。強尼是達頓從幼稚園起就認識的老朋友，他高中時曾向達頓借歷史報告並完全照抄，然後毫不在乎地把借來的報告燒掉並丟進垃圾桶裡。他有很多這類病態人格的軼事。

實際上，當達頓讓強尼接受一般人的病態人格測驗之後，強尼得到非常高的分數。他具有天才般的能力，即使對別人做出天大的壞事，也有辦法說服對方接受。

讓他培養彌補病態人格特質的能力

達頓的朋友智商很高，又具有超凡的領袖魅力，是個已經適應社會的病態人格者。

如果同學當中出現了冷酷的病態人格者該怎麼辦？這種人借了別人的書或作業就不還，把朋友當作自己的手下來利用，煩人地纏著你，霸凌或騷擾你。如果你遇到這種有病態人格傾向的朋友，可以找老師或父母一起幫忙指出他的問題行為，並且讓他培養彌補病態人格特質的能力（P.72）。由於這類人會反覆做出同樣的事，如果周遭的人放任不管的話，很可能會演變成「佐世保女高中生殺人事件」（P.188）那樣的情況。**面對孩子的病態人格傾向，身邊的人不要隨便臆測，也不要為他貼標籤，而是在一旁守護並加以指導，讓他社會化，才不會做出反社會行為。**

兒童病態人格的特徵與應對方式

做了壞事被師長責罵時，
他只會假裝反省，往後還是會再犯。

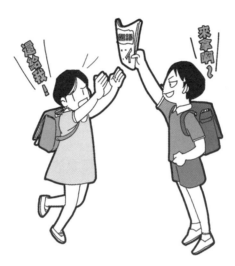

讓他在成長過程中培養其他能力，
藉此彌補病態人格特質。

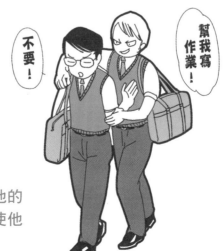

旁人可以指出他的
問題行為，促使他
更加社會化。

長相和本名都不知道的對象更危險

當社群網站上的朋友
是病態人格者……

網路酸民具有顯著的病態人格特質

　　這個時代有各種社群網站，在上面和不特定多數人當好友是無妨，但我們不能對不知道長相和本名的人透露過多的個人資訊，因為這樣做，會讓躲在網路上的不特定多數病態人格者有機可乘。

　　加拿大的學者研究過**在網路上鬧事的酸民（troll）與黑暗四聯徵（dark tetrad）──分別為病態人格、自戀（以自我為中心）、馬基雅維利主義（不擇手段利用他人）與施虐癖（想折磨他人）**──的關係，發現網路酸民的這四種特質很顯著。

以誹謗中傷與人身攻擊為樂

　　潛藏在網路上的病態人格者會留言攻擊或責備別人，透過貶低對方讓自己取得優勢而得到快感。此外，他們還會利用人類容易受到周圍影響的特性來操控人，做出尋找對方的弱點或個人資訊等跟蹤狂般的行為，或是任意散布照片，藉此威脅對方。在網路上受到注目或鬧事時，他們會感到刺激並以此為樂。有時候，在社群網站上認識的朋友會突然一個不爽就寫下中傷你的留言。

　　如果在網路上遇到病態人格者來鬧事或留言中傷，希望你不要理會並封鎖他們，或是採取向站方反映等適當的方式來應對。

在匿名世界中容易受到
病態人格者的攻擊

獲取對方的個人資訊，找機會加以攻擊。

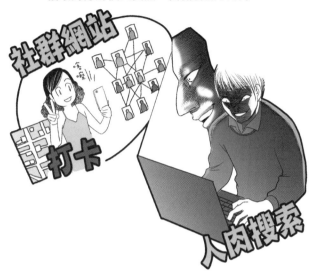

他們喜歡找出對方的弱點，再加以攻擊。

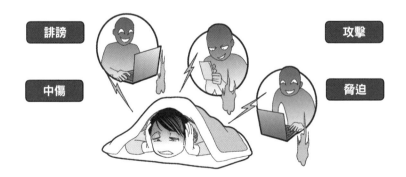

要是和他們唱反調，

反而會像提油救火一樣，讓戰局越演越烈。

當社群裡唯一的女生是人格病態者……

社群破壞者多為女性

有一類人叫做社群破壞者，和破壞型上司很相似。

「社群破壞者」是指社群中唯一（或極少數）的女生，會在男性居多的大學社團、職場部門、同好會與酒友團中引發人際問題。她們以前被稱為「惡女」，其病態人格傾向可說非常高。

她們會巧妙利用自己是「萬綠叢中一點紅」的地位，以贏得男性們的注目與關心為樂。

病態人格者大多是男性，但也有像社群破壞者這樣病態人格傾向很嚴重的女性。為了喚起別人的注意，女性病態人格者大多會用可愛和同情當作武器，成功討別人喜歡之後就恣意加以操控，厭倦時便一腳踢開。

社群破壞者經常會同時和好幾名男性有開放的性關係，使社群裡的男性互相嫉妒、猜疑，導致人際關係破裂。

小圈圈會讓人視野變得狹窄

身為社群破壞者的女性很希望獲得認同，透過被男性討好來滿足這個欲望，她們對性很開放，追求短暫的性關係。無論已婚、未婚、有無男女朋友，許多社群破壞者都會衝動地與人發生關係。

待在小圈圈裡會讓人的視野變得狹隘，容易正中社群破壞者的下懷。對此，我們只能和她們保持距離。

女性病態人格者

利用自己是萬綠叢中一點紅的身分，玩弄周遭的男性

在動漫社等宅宅社團中，唯一的女生叫做「御宅公主」，
這也是社群破壞者的一種。

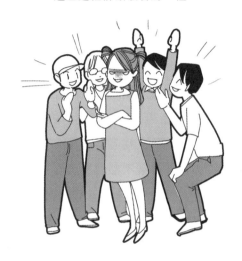

她們很快就會對人感到厭倦，
會和不特定多數人發生關係並加以玩弄。

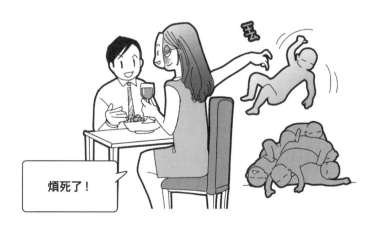

煩死了！

會覺得對方不太對勁

當伴侶是病態人格者……

輕度病態人格者也能擁有婚姻生活

你的男女朋友、結婚對象或伴侶也有可能是病態人格者。已經適應社會的輕度病態人格者能夠很一般地成家生子。

然而,輕度病態人格者依然缺乏同理心,不會對家人表達愛意,而是擺出冷酷的態度。他外在表現得像個好伴侶,所以旁人看不出他是自我中心的病態人格者。這類人說起謊來面不改色,用當下想到的藉口來搪塞,要不然就是很擅長用言語和行動來說服別人,所以即使旁人覺得他不對勁,也會被迫接受。

神經科學家法隆研究他的大腦後發現自己是個病態人格者,但他和高中時的女友結婚,生了三個小孩,過著幸福的婚姻生活。雖然也要看病態人格者的個人差異,但**若是沒有暴力或反社會傾向的病態人格者,婚姻生活就不會有太大的問題**。

病態人格者會選擇合適的伴侶

即使只是輕度病態人格傾向也會有問題,例如無法同理伴侶和子女的心思、很難長時間維持安定的關係等等,不過,無論是不是病態人格者,在這方面都是一樣的。病態人格者大多會挑選願意傾聽、情感豐富、具有包容力的對象來當自己的伴侶,在某種意義上,病態人格者可說是用自己擅長的觀察力在挑選對象。

挑選對象也是生存戰略之一？

病態人格者
傾向選擇具有包容力的對象
作為伴侶。

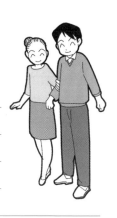

- ☐ 無法同理對方。
- ☐ 對懷孕和育兒漠不關心。
- ☐ 對伴侶和子女有很強的控制欲。
- ☐ 自我中心，會輕視伴侶。
- ☐ 不守約定，會說謊。
- ☐ 有暴力傾向的病態人格者可能會家暴。

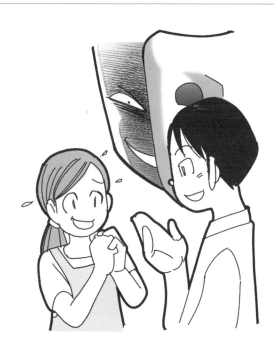

被特殊父母養大
的孩子

當父母是
病態人格者⋯⋯

把家人耍得團團轉的輕度病態人格者

病態人格者結婚生子後，會想要隨心所欲地操控自己的子女，這方面和毒親（P.104）有共通點，但病態人格者和毒親有個根本上的差異，那就是不會把自戀情緒投射在子女身上，也不會對子女很執著。

輕度病態人格者絕大部分缺乏對子女的同理心，對子女漠不關心，而且行事很自我中心，總是把子女和家人玩弄於股掌之間。

身為輕度病態人格者的腦神經科學家法隆曾經收到妹妹和女兒的信，信上寫著她們的感受無法得到他的同理，也無法和他締結緊密的心理連結。此外，據說法隆曾經和外孫約好要帶他去餐廳和家人碰面，但法隆卻完全忘了這個約定，把外孫留在家裡，一個人前往餐廳。病態人格者就是會做出這麼自我中心的行為，破壞家人對他的信賴和愛。

不關心孩子或加以操縱

病態人格的傾向有個人差異。反社會病態人格者會施展暴力，但高智商而冷酷的病態人格父母會在精神上把子女逼入絕境，巧妙營造出「自己好可憐，子女好自私」的情境，導致子女不得不受其控制。

無論如何，對子女漠不關心或加以控制，肯定都會對處於成長期的孩子內心造成很大的影響。

病態人格父母不關心子女

- ☐ 不愛子女，對育兒沒有興趣。
- ☐ 自我中心，不會顧慮家人的感受。
- ☐ 缺乏同理心，會傷害家人。
- ☐ 抱著以利益優先的功利想法，把家人耍得團團轉。
- ☐ 對孩子的愛不夠，為其帶來巨大的影響。

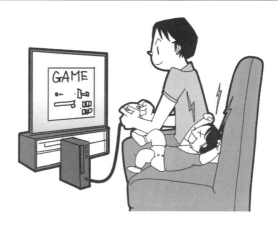

反社會病態人格者會用肢體或言語暴力
對待家人。

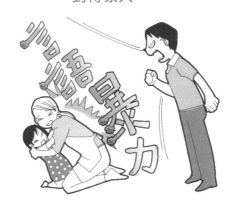

毒親和新種毒親是病態人格者嗎？

對子女過度干涉，或是漠不關心的父母

用過度干涉或漠不關心來侵蝕孩子心靈的毒親

「毒親」（toxic parents）是指掌控子女的人生，為其帶來毒害的父母。這個詞彙來自諮商心理師蘇珊·佛渥德（Susan Forward）的著作，並不是心理學用語。

毒親會對子女過度干涉或漠不關心（放棄育兒），用言語或肢體暴力來控制子女，為其帶來巨大的負面影響。孩子在成長時期歷經長時間的壓抑和虐待，得不到父母的愛，還受到暴力對待，所以會強烈自我否定，對別人的信賴度也很低。因此，他們只能依賴毒親，陷入無法逃離毒親手掌心的惡性循環。會成為毒親的多半是母女檔中的母親，但父親也有可能成為毒親。在母女關係中，女兒患有飲食障礙（eating disorder）或陷入憂鬱的情況特別多。

新種毒親是奪走子女健康的父母，像是強迫孩子進食，把他們養到過胖，或是不讓子女接受牙齒矯正等等，故意奪走子女的健康，在他們心中植入自卑情結。

毒親和新種毒親並不是病態人格者

若說到控制欲強烈的毒親是不是病態人格者，其實並非如此。毒親會把自戀和期待（或是憎恨）投射在孩子身上，把孩子視為自己的一部分，過度干涉或漠不關心。病態人格者雖然很自戀，但孩子對他們來說是和自己不同的個體，對孩子沒有愛、也不抱期待，有控制欲但不會過於執著。以對孩子造成負面影響這方面來說，兩者是一樣的。不過，被毒親忽視或虐待的孩子，長大後成為病態人格者的可能性很高（P.72）。

毒親養大的小孩會有的問題

毒親本身的問題

- ☐ 會過度干涉升學和交友關係，想要控制孩子。
- ☐ 對孩子說「要是沒有生你就好了」，
  施予言語暴力或肢體暴力。
- ☐ 忽視孩子。
- ☐ 不照料孩子的三餐和生活（放棄育兒）。

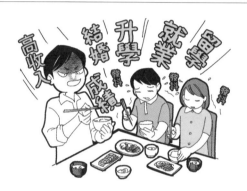

孩子會有的問題

在對父母的恐懼中長大／很害怕父母，隨時得看他們的臉色／

具有強烈的自我否定感／進食障礙／憂鬱／繭居

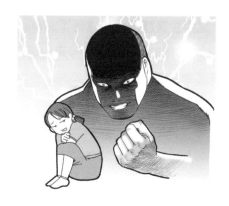

執拗地讓孩子裝
病的伴病症

代理孟喬森症候群是病態人格嗎？

有兩種裝病類型

孟喬森症候群（Munchausen syndrome）是人為疾患（factitious disorder）的一種。

這是一種精神疾病，意指為了博得旁人的注目和同情而裝病，傷害自己的身體，不停地把醫院當大街逛。它以《吹牛男爵歷險記》（Munchhausen）為原型，命名自主角孟喬森男爵的名字。

這種疾病有兩種類型，第一種是為了裝病而主動服用、注射藥物和毒物或自傷，另一種則是讓小孩或近親代替自己去做同樣的事，把他偽裝成病人，藉此博取周圍的關心。後者稱為代理孟喬森症候群（Munchausen Syndrome by proxy，MSBP）。

為了讓自己得到注目而掌控、虐待對方

代理孟喬森症候群多半發生在母親對待自己的孩子，以及近親對待配偶或需要看護的對象身上。母親為了吸引旁人的關愛來獲得精神上的滿足，也為了在身心上全面操控配偶或子女而施加傷害。

在診斷上，這屬於邊緣型人格障礙（borderline personality disorder，BPD），和屬於反社會人格障礙的病態人格不同。

不過，代理孟喬森症候群的患者表面上會裝出很有同理心且犧牲奉獻的樣子，也會操縱別人的心，和病態人格有共通點。

尤其是演出犧牲奉獻形象的母親甚至能夠騙倒醫生，導致醫生誤診並施行不必要的治療和手術，然而，這也是精神疾病的一種。

代理孟喬森症候群的母女

她的女兒是病態人格者嗎？

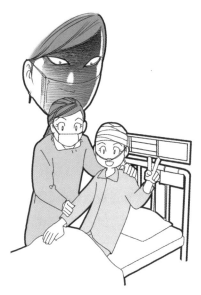

　　女子吉普賽（Gypsy Rose Blanchard）患有智能障礙、肌肉萎縮症和白血病，她與母親迪迪（Dee Dee Blanchard）因為在2005年的卡崔娜風災中獲救而受到媒體矚目，單親媽媽為重病女兒犧牲奉獻的模樣博得全美的同情。然而，在那十年後，母親迪迪被女兒的男友殺害。事情的真相在偵查過程中曝光，母親迪迪從女兒出生後就每天逼迫健康的她服用大量藥物，並且讓她剃光頭、坐在輪椅上、接受手術，把她塑造成一個重病患者。之後，這位母親被診斷出患有代理孟喬森症候群。

　　在這樁謀殺案中，最駭人的是過去持續受虐的女兒吉普賽的所作所為。她在網路上認識了自閉症的男友加德強（Nicholas Godejohn），提議要他殺了母親。加德強用吉普賽準備的刀子刺殺迪迪17刀之後，兩人還在作為兇案現場的自家做愛。

　　吉普賽曾表示：「我正在監獄裡享受著過去沒有的自由。」這樣的她，難道不算有強烈的病態人格嗎？

家暴加害者和虐童者是病態人格嗎？

親生父母或繼父母的暴力掌控

用暴力操控對方

家庭暴力（domestic violence，DV）讓人很容易和病態人格的症狀混淆，主要發生在同居的配偶或伴侶之間，包括肢體虐待、心理虐待、性虐待、社會隔離（social isolation）與經濟暴力[1] 等等。

家暴加害者對被害者異常執著，控制欲很強，具有自戀型人格障礙（narcissistic personality disorder，NPD）的傾向。

家暴加害者和病態人格者有一部分重疊，但不是因為沒有良心才做出暴力行為。他們在施暴後會反省、後悔並道歉（蜜月期），然後接著是緊張期和爆炸期，不斷重複這個循環是家庭暴力的特徵。由於被害者會有想要隱瞞家務事的心理，所以事情不容易浮上檯面。

家暴和虐童有時會同時發生

虐童是指父母或監護人對兒童施以虐待，包括肢體虐待、性虐待、心理虐待與忽視（放棄育兒）。

若加害者是父親或同居人，母親多半也會同時受到家暴，其判斷力和情感會出於對加害者的恐懼而麻痺，不但無法阻止孩子受虐，甚至還有很多助紂為虐的案例。

家暴和虐童都會從孩子身上奪走安全而安心的避風港，對其身心都會造成莫大的負面影響。在病態人格的研究中，這種後天的暴力環境是引發病態人格的一大因素，改善後天環境很可能有助於預防病態人格。

---

1 譯註：經濟暴力是指不讓伴侶出去工作、不給生活費等等，在經濟上控制伴侶。

家庭暴力的特徵

家庭暴力所施加的虐待有很多種類

肢體虐待、心理虐待、性虐待、社會隔離、
經濟暴力、忽視（放棄育兒）

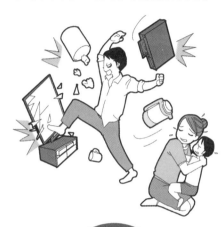

爆炸期
怒氣爆發，
使用猛烈的暴力

被害者
陷入絕望和無力感之中

加害者會不斷
重複這樣的
家暴循環。

緊張期
加害者為了
一點小事就情緒
緊繃

蜜月期
加害者突然
開始反省，人也
變得溫柔

被害者
處於恐懼中，只能看加
害者的臉色過日子

被害者
想要再相信他一次

慢慢腐蝕心靈的支配

想要控制妻子的丈夫是病態人格嗎？

以精神騷擾與雙重束縛加以操控

精神騷擾（moral harassment）是家暴的一種，是指精神上的暴力或騷擾行為，近年有越來越多夫妻因此離婚。

精神騷擾的特徵和肢體暴力不同，外表看不出來，加害者乍看之下很溫和，所以旁人很難察覺。精神騷擾的加害者在兩人相遇時會擺出親切而溫柔的態度接近對方，在得到對方的信賴、結婚或追到手之後，態度就會180度大轉變。

如同P.108所示，家庭暴力會不斷重複那個循環，加害者在蜜月期時看起來就像個好人，就是這一點讓被害者難以離開加害者。

加害者有時對被害者很溫柔，有時則是施以暴力，用兩種互相矛盾的溝通方式來束縛被害者的心，這稱為「雙重束縛」（double bind），會讓被害者陷入混亂，承受很大的壓力，儘管如此，被害者仍然難以逃離對方的手掌心。

和病態人格的差異

精神騷擾的加害者和病態人格者有很多共通的特徵，例如說起謊來面不改色、缺乏同理心、把自己正當化、否定別人的人格、想要用恐懼和同情操控別人等等。

但是，若要打離婚官司，加害者並不願意和對方分開。**就以「對被害者很執著」的傾向而言，精神騷擾的加害者和病態人格不同。**

家暴被害者無法逃離
加害者的原因

加害者一再用「雙重束縛」予以洗腦，
束縛被害者的心

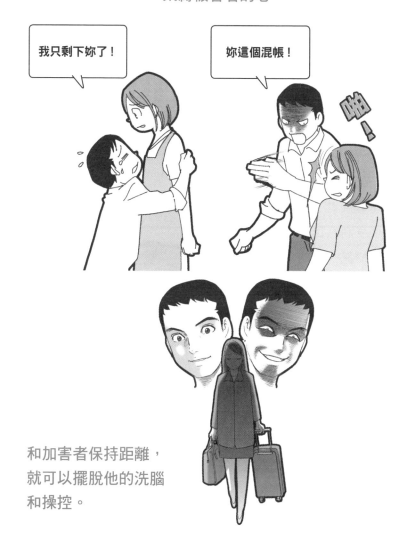

和加害者保持距離，
就可以擺脫他的洗腦
和操控。

疑似病態人格者的歷史人物

亨利八世與他的
六個妻子

16世紀的英國國王亨利八世有過六段婚姻（其中兩名妻子被處刑，兩名妻子被迫離婚），他施行將國家一分為二的宗教改革，相當有名。他為了和後來生下伊莉莎白一世的侍女安妮・博林（Anne Boleyn）結婚，便脫離不同意他和前妻離婚的天主教會，並成立英國國教會（Church of England）。但是，當他厭倦了博林之後，就以通姦和近親相姦的罪名將其處刑，隔天又和侍女珍・西摩（Jane Seymour）訂婚，可說是十分為所欲為。

心理學家達頓為歷代國家領導人做了病態人格的診斷，亨利八世的病態人格度僅次於第一名的海珊。據說亨利八世年輕時精通數國語言、又熱愛藝術，但自從在馬上槍術比賽中受了重傷後就性格大變。假如是這個意外造成他腦部受損而導致病態人格，那就能理解他之後性格大變的原因，但詳細情況依然不明。

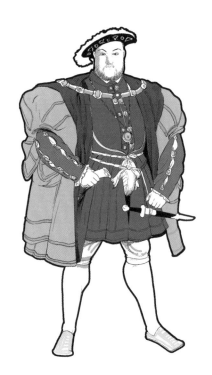

5

如何辨識
病態人格者？

我們身邊很可能有不是凶惡罪犯的病態人格者，
他們雖然沒有犯法，卻會從人際關係中榨取利益，
對你不利。本章就來解說病態人格者的特性，
以及如何辨認融入社會的病態人格者。

病態人格者的外表有顯著特徵嗎？

病態人格有辦法從外表看出來嗎？

臉越寬的男性，病態人格傾向越高

如果知道病態人格者在外貌上有什麼特徵，不就可以藉此辨認出隱藏的病態人格者嗎？

德國法蘭克福大學（Goethe-Universität Frankfurt am Main）等研究團隊曾發表一篇研究，主題和病態人格者的臉部特徵有關。這個實驗用「病態人格修訂量表」（PPI-R）為大學生和少年院的男性收容人做了檢測，並將他們的臉部長寬比例數位化，結果是**「臉越寬的男性，有著病態人格氣質越重的傾向」**。

研究團隊指出，臉的寬度和男性的青春期荷爾蒙「睪固酮」（testosterone）分泌量有關，而這種男性荷爾蒙可能對杏仁核（在病態人格者身上被認為異常的部位）造成影響。但是，**這項研究結果並沒有斷定所有臉寬的男性都是病態人格。**

病態人格者很擅長偽裝情緒？

心理學家史蒂芬·波特（Steven Porter）做了一個實驗，想了解病態人格者是否真的很擅長偽裝情緒。在實驗中，他讓受試者看會牽動情緒的照片，要他們分別做出真實和偽裝的反應，並且將其表情以1秒30格的速度拍攝下來。經過篩選之後，發現他們真正的情緒只會在很短的一瞬間內顯現，這稱為「微表情」（micro-expression）。

實驗結果顯示，當受試者的病態人格傾向越強，看到幸福的照片時就越會裝出悲傷的樣子，看到悲傷的照片時也越會裝開心，偽裝情緒的技術遠比其他人高明。因此，我們可以說，**要從表情或外貌等特徵來分辨病態人格者相當困難。**

研究病態人格者的外貌特徵

病態人格氣質與臉部寬度的關聯

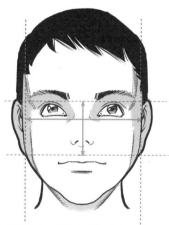

研究者讓男性受試者接受「病態人格修訂量表」（Psychopathic Personality Inventory-Revised，PPI-R）的測試，並比較其臉部長寬的比例。測量受試者顴骨到顴骨之間的長度，把它除以上唇到上眼皮的長度，藉此將他們的臉部寬度數值化。

「微表情」的研究

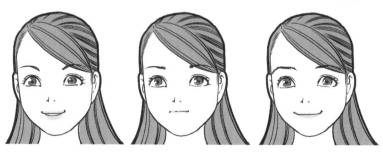

A：真正的笑容　　　B：一般的表情　　　C：偽裝的笑容

「微表情」是指在人類肉眼無法捕捉到的零點幾秒內反射性流露出來的真實表情。這個分析方法是從眨眼、眉毛和眼球的動作，以及嘴角上揚或下彎等一瞬間的表情來看出真假。

有辦法辨認出隱藏的病態人格者嗎？

融入社會的隱藏病態人格者

　　沒有做出犯罪或施暴等反社會行為，很能融入團體生活的社會化病態人格者（又稱為輕度病態人格者）很可能就在我們身邊，但他沒有自己是病態人格者的自覺，而且又已經融入這個社會，所以旁人完全看不出來誰是病態人格者。

　　而且，**許多病態人格者都很有魅力，會讓人在初次見面時就對其產生好感**，等到深入來往之後，他們就會像變了個人似地開始露出病態人格的性格。在深入認識那個人之前，人們多半不會察覺廣受旁人尊敬的領袖人物其實有著很強的病態人格傾向。

病態人格者就像個專業的心理學家

　　產業與組織心理學家巴比亞克（Paul Babiak）說：「**病態人格者經常給人一種像是專業心理學家的印象，但他們只是觀察力過人，想要藉此來利用周遭的人而已。**」有效運用其敏銳的觀察力來尋找可以利用的對象，就是病態人格者的特徵。

　　為了不落入病態人格者設下的陷阱，巴比亞克建議人們盡量多多掌握他們的特質和行為模式，培養關於病態人格的知識，並且了解自己在情感面有什麼可能會被病態人格者攻擊的弱點。

　　也就是說，**我們是無法辨認出病態人格者的，但我們可以學習病態人格的相關知識來保護自己。**

融入社會的
輕度病態人格者

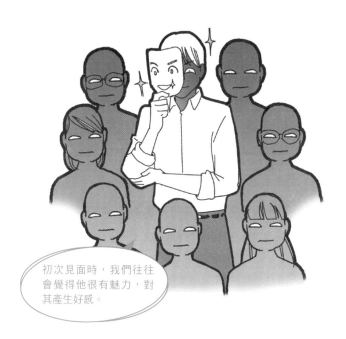

初次見面時，我們往往會覺得他很有魅力，對其產生好感。

隱藏的病態人格者即使沒有做出反社會行為，但還是有可能把別人當作壓榨的對象，在精神上加以操控和虐待。

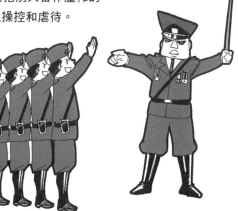

隱藏在身邊的病
態人格者

這種人可能是
病態人格者

隱藏在職場或學校裡的病態人格者

　　已經融入社會的隱藏病態人格者會有下方所列出的這些傾向。倘若只著重在單一特徵，你會覺得身邊常有這種問題人物，但如果你身邊有人具備多個病態人格特質，他很可能會對職場、學校或社群帶來巨大的影響。

☐ 外表和談吐很有魅力，而且自戀。

☐ 不容易感受到恐懼、不安或緊張，開會時也落落大方。

☐ 可以面不改色地做到別人會猶豫的事，顯得很勇敢。

☐ 很會說場面話，把人玩弄於股掌之間。

☐ 會找能夠利用的有力人士當夥伴。

☐ 慣性說謊，會誇大事情好對自己有利。

☐ 經常想要展現自己，主張變來變去。

☐ 對自己評價過高，愛吹牛。

☐ 容易厭倦，很難持之以恆或做到最後。

☐ 傲慢自大，即使遭到批評也不在乎。

☐ 交往對象一個換過一個，還會說前男（女）友的壞話。

☐ 給人的印象很好，但是對別人沒什麼同理心。

☐ 會冷酷地捨棄不必要的人。

☐ 死都不認錯。

☐ 一定會說服對方，直到情勢對自己有利。

☐ 缺乏道德與社會常識。

☐ 沒有計畫，走一步算一步。

可能隱藏在你身邊的
病態人格者

陷害別人也面不改色的破壞者上司

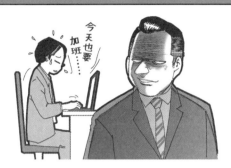

自私地利用別人的薪水小偷

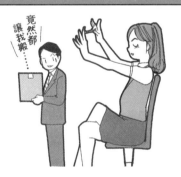

不遵守所屬組織或團隊的規則

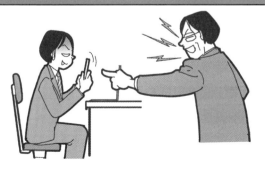

辨認輕度病態人格者的機制

企業用來因應病態人格者的方法

企業用來辨認病態人格者的工具

人們最可能遇到病態人格者的地方其實是職場。有一份報告指出，相較於病態人格者在一般社會中只占了1%，**組織領導人是病態人格者的機率卻有4%。**

他們會用謊言和偽裝來鞏固自己的工作，為了出人頭地而利用別人，把失敗歸咎於別人。病態人格的員工會遊走於犯罪邊緣，使企業損失利潤、違反組織規範，或是騷擾其他員工，讓工作團隊分崩離析。為了不要造成社會的損失，許多企業開始重視這一塊，會在錄用人才時判斷求職者是否具有病態人格。

企業版病態人格量表

近幾年，**有越來越多企業**為了在錄用或升遷面試等場合分辨病態人格者而**開始使用企業版病態人格檢核表「B-Scan 360」。**

「B-Scan 360」的開發者是訂立「病態人格檢核表」的海爾，以及產業與組織心理學家巴比亞克。這份企業專用的量表是由「病態人格檢核表」的四因子與二十個項目改編而成，分為由當事人替自己評分的「自我評量版本」，以及由別人來評分的「觀察者評量版本」。巴比亞克說，若組織內的多個部門和負責人能善用這些工具來仔細檢測的話，就能夠把病態人格特質強烈的員工分配到適合的部門。

企業版病態人格檢核表

B-Scan 360 （Business Scan）

B-Scan 360是個開發給企業使用的工具，
它以「病態人格檢核表」為基礎，能夠有邏輯地檢測出
一個人在商業上會採取的行為、態度和判斷。

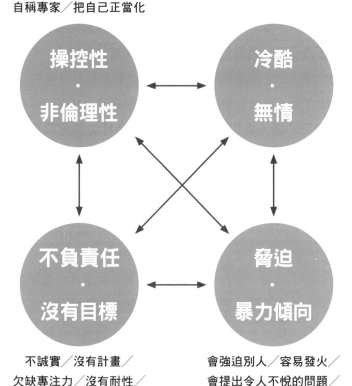

很會看人臉色／能言善道／
具有魅力／
自稱專家／把自己正當化

粗神經／無情緒／冷酷／
不留情面／缺乏同理心

操控性・非倫理性

冷酷・無情

不負責任・沒有目標

脅迫・暴力傾向

不誠實／沒有計畫／
欠缺專注力／沒有耐性／
無法信任

會強迫別人／容易發火／
會提出令人不悅的問題／
威脅同事／翻臉如翻書

※Factor Structure of the B-Scan 360: A Measure of Corporate Psychopathy Cynthia Mathieu, Robert D. Hare, Daniel N. Jones, Paul Babiak, and Craig S. Neumann Online First Publication, July 9, 2012. doi: 10.1037/a0029262

如何自我保護

避開病態人格者的方法

不要透露自己的個資，並保持距離

那麼，有沒有什麼方法可以在日常生活中避開病態人格者？

首先，當事人不會有自己是病態人格者的自覺，旁人也看不出他是，所以很難察覺其危險性。

說到底，當你稍微覺得「這個人有病態人格傾向」時，**唯一的自衛方法就是盡量保持距離，不要和他扯上關係**。當對方發現你是他無法恣意操縱的類型時，應該就會主動離開你。

當你覺得職場和學校等地方有疑似病態人格者時，**盡量不要透露自己的個人資訊，不讓對方有機會抓住你的弱點**，藉此自保。

不要覺得是自己的錯

一般人面對病態人格者時經常有自我反省的傾向，覺得「如果自己拒絕他的要求，對方和別人會怎麼想」，或是心想「應該是我心胸太狹窄，個性太差了」，而且往往還懷疑是不是自己誤會對方有惡意，先自我譴責一番。這就證明你是有良心和同理心的非病態人格者，而且也有可能是病態人格者巧妙地讓你這樣想的。**重要的是，無論發生什麼事，都不要認定是自己的錯。**

為了不讓自己捲入病態人格者惡意引起的紛爭，也為了不讓自己在精神上被逼入絕境，**我們不要將病態人格者的話照單全收，也不要予以理會，而是要積極地和他與他的團體拉開距離。**

勇敢向他說「不」！

當同事把工作推給你，硬要你加班時

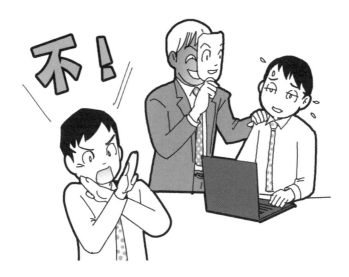

當男(女)朋友或友人老是來向你借錢，或是提出不合理的要求時

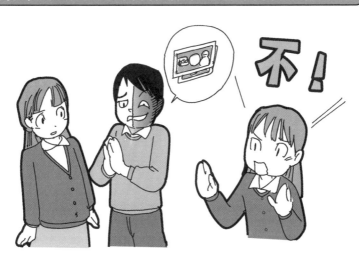

專欄 06

疑似病態人格者的歷史人物

放火燒光延曆寺的
織田信長

有人認為織田信長是個病態人格傾向很強烈的人，很多軼事都訴說了他那病態人格般的殘虐性格，例如虐殺一向一揆[2] 的幾萬名男女；火攻比叡山延曆寺，燒死僧兵、修學僧和兒童等數千人；取下仇敵淺井久政、長政父子與朝倉義景的首級之後，將其上漆並以金銀箔上色，當作酒宴的裝飾品來下酒等等。

此外，他還強行推動樂市樂座[3] 等經濟政策，為了實現「天下布武」[4] 而不擇手段地採取革新行動，再加上傳教士佛洛伊斯（Luís Fróis）曾提出「信長想將自己神格化」的報告，從這些都可以看出病態人格者不在意別人評價、專注於一件事、不平凡、具有超凡魅力和大膽等共通特質。織田信長的殘虐行為之所以會如此引人注目，是由於當時的時代背景是戰國時代，但他的改革打破了宗教和風俗習慣的隔閡，如果他出生在現代的話，說不定會成為具有領袖魅力的企業創始人，是個成功而活躍的病態人格者。

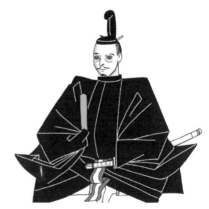

---

2 譯註：一向一揆是指在日本的戰國時代（1467年～1615年），日本佛教的一向宗僧侶和信徒聯合起來反抗當時的統治者。

3 譯註：樂市樂座是指日本戰國時代統治者用來振興城下町經濟的寬鬆貿易政策。

4 譯註：天下布武為織田信長的政治理念，意思是以「武」治天下，「武」為禁暴、戢兵、保大、定功、安民、和眾、豐財等七德。

6

向成功的
病態人格者
學習

病態人格者往往會被當作罪犯看待，但其實那類人只有一小撮。
當他們適應社會，遇到能夠發揮其特質的場合，
就能夠獲得莫大的成功。
這個章節就來介紹幾個活躍在社會上的成功病態人格者。

何謂「成功的病態人格者」?

適應社會後，其獨特性會成為優勢

病態人格者的特質反過來看就是優勢

有些人即使有病態人格傾向，也不會有反社會和犯罪行為。當他們遇到能夠發揮其獨特性的職業和得以活躍的領域，所具備的特質就有可能變成豐沛的才能。

「缺乏同理心」和「冷酷」等病態人格特質若放到需要客觀分析、做決策時不能夾帶私情的場合，就會形成十分有利的形勢。只要把病態人格的特質反過來看，就會變成下列這些能在社會上成功的優勢。

- ☐ **冷靜，能夠克制情緒（冷酷無情）**
- ☐ **可以專注在這一瞬間（容易厭倦）**
- ☐ **勇敢而無畏（不會感到恐懼）**
- ☐ **能夠克服不安或憂鬱（不會感到不安）**
- ☐ **能言善道，很有說服力（能夠欺騙別人）**

有些職業和領域需要這些特質，若放對地方，他們就能成為活躍而成功的病態人格者，現實中就有很多例子。

病態人格的調整鈕

心理學家達頓認為，病態人格者與一般人之間並沒有明確的界線，每個人都可能有或重或輕的病態人格特質，重點在於是否能夠視情況將病態人格特質稍微放大，就像把電視機的音量調大、調小一樣。病態人格者不讓自己的能力往反社會的方向偏移，而是妥善控制，這樣才能稱為成功的病態人格者，不是嗎？

具有代表性的成功病態人格者

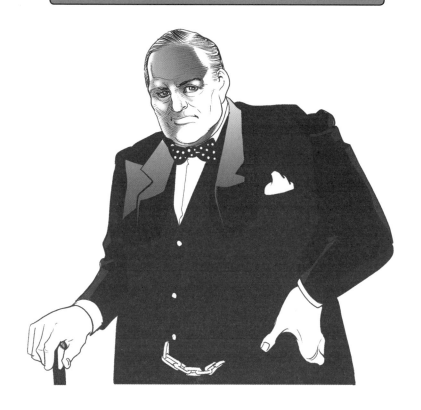

　　英國首相邱吉爾也可視為是一名具有病態人格的歷史人物。戰爭時期，他所使用的聲東擊西作戰與游擊戰華而不實且有勇無謀，受到尊重人命的英國參謀總長與美軍大肆批判。也有人說邱吉爾不把人命當一回事，把戰爭當作騎士道般的遊戲。然而，這也代表他在局面艱困、必須做出決策時能夠理性地判斷。此外，邱吉爾還很懂得用演說魅惑人心。

　　從第一次世界大戰、二戰到戰後的冷戰時期，邱吉爾都是位活躍的英國領袖，被評為歷史上最偉大的英國人十分名符其實。

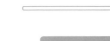

病態人格者占比最多的職業前十名

藉由社會地位高的職業發揮才能？

活躍於社會地位高的領域

　　心理學家達頓曾以英國勞工為對象，實施一項有關病態人格特質的調查，列出病態人格程度最高和最低的十種職業，如右頁所示。

　　病態人格度最高的職業前五名是：①企業執行長 ②律師 ③媒體工作者 ④業務員 ⑤外科醫師。據說企業執行長會為了彰顯自己的優秀而故意製造混亂，無論在什麼情況下都能夠冷靜而理性地下判斷，又具有領袖魅力，可說天生就擁有精通操縱別人以出人頭地的本事。

　　至於律師、媒體工作者和外科醫師則一定會遇到必須不帶情感地面對職務的場景，尤其是外科醫師，病患的生死往往取決於他手中的手術刀。英國醫師會曾調查過外科醫師中是否真有很多病態人格者，結果是一般醫院的外科醫師病態人格度確實比一般人高。這是否意味著主廚在廚房陷入越混沌的狀態時越能保持冷靜？這些職業都很適合病態人格者，他們也能在那些領域如魚得水。

不適合從事需要同理心和耐力的職業

　　相反地，**病態人格度最低的是①看護 ②護理師 ③心理醫師 ④技藝人士 ⑤美容師／造型師等負責照顧或幫助人的職業。**這些職業需要有同理心，所以不適合病態人格者。此外，像是會計師這種需要耐力的工作，似乎也不適合他們。

病態人格程度
最高與最低的職業（英國）

病態人格程度高的職業	病態人格程度低的職業
① 企業執行長	① 看護
② 律師	② 護理師
③ 媒體工作者（電視／廣播）	③ 心理醫師
④ 業務員	④ 技藝人士
⑤ 外科醫師	⑤ 美容師／造型師
⑥ 記者	⑥ 慈善家
⑦ 警察	⑦ 教師
⑧ 神職人員	⑧ 藝術家
⑨ 主廚	⑨ 一般醫生
⑩ 公務員	⑩ 會計師

資料來源：凱文‧達頓《非典型力量》。

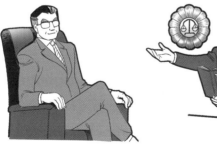

| 關鍵在於最佳組合？ | 病態人格者為什麼能取得成功？ |

技能 × 人格＝專門職業的最佳組合

心理學家達頓表示，無論是什麼樣的專業都需要該職業的「技能」，以及運用該技能的「人格」這兩個條件。在「人格」方面，他舉出的例子有「在必要時冒險犯難的決斷力」、「能在緊急時面對重大問題的專注力」，以及「即使失敗，仍然能夠馬上站起來的強韌心志」。唯有湊齊這些條件，才能在專業領域獲得成功。

看了上一頁介紹的**「病態人格度較高的職業」**列表，會發現它們都是一些沒有專業技能就無法成功的職業。因此可以說，當「技能」和病態人格者特有的「人格」構成最佳組合時，他們才能在某一領域獲得成功。

病態人格度高會比較有利的職業

能讓病態人格特質成為才能的行業，大多是現代特有的職業。

例如瞬息萬變的金融界和政經界；經常互相併購或重組的現代企業執行長；決策經常會牽扯到人命和責任的外科醫師、律師與特種部隊。

在這些特殊領域，病態人格的特質將會發揮作用，例如高度的專注力、不受情感和恐懼影響，能做出合理決策的能力與行動力。

實際上，一般人若遇到這些瞬息萬變的狀況，在心理上通常會敗下陣來，但病態人格者卻能輕易對付。這些領域可說非常適合病態人格者愛追求刺激的特質。

必須具備堅強心志的職業最能發揮病態人格者的特質，讓他們成功生存下來。

社會上的成功者

專業領域

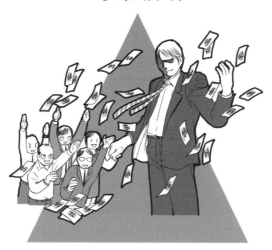

技能　×　人格

該職業必須具備的專業
技術和知識

在必要時冒險犯難的決
斷力、在緊急時面對重
大問題的專注力、即使
失敗也能馬上站起來的
堅強心志

病態人格程度越高越有利的職業

金融界	外科醫師
特種部隊	政經界
律師	CEO

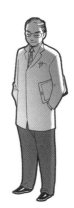

為了在社會上成功

值得學習的病態人格特質

「七個決定性的致勝因素」

達頓說，讓病態人格在社會上獲得成功的「**致勝因素有七個**」。

- · **無情**
- · **魅力**
- · **專注力**
- · **堅毅**
- · **無畏**
- · **正念**（P.134）
- · **行動力**

這七項特質是病態人格的核心，在適合的狀況下正確運用這些能力，就能成為成功病態人格者最強大的助力，但問題在於如何拿捏，有時候，當病態人格者的能力發揮到極端就會走歪。具有高度知性的成功病態人格者通常擁有有利於在社會上走跳的極佳自控力（即使他們經常把旁人耍得團團轉）。

視情況來培養能力

一般人若能視情況並有意識地活用病態人格的七個能力，說不定就能克服各式各樣的難關。太容易對別人起同理心而過於客氣的人，偶爾也要培養冷酷無情的能力。

病態人格的積極性讓人能夠把自己的技能發揮到最大限度，得到想要的東西，我們也應該視情況培養這樣的積極性。

向病態人格者學習這七種能力

成功的病態人格者身上值得學習的能力

· 無情

能夠做出客觀且合理的判斷，不夾帶私情。

· 魅力

能吸引別人的魔力特質。

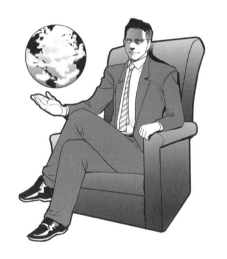

· 專注力

集中於一瞬間的專注力

· 堅毅

禁得起批評的強韌心志。

· 無畏

能夠勇敢地做出冒險犯難的決策。

· 正念

不被多餘的資訊干擾，能夠專注在這一瞬間。

· 行動力

不拖延，馬上採取行動的執行力。

如何培養瞬間的專注力

正念

向病態人格者學習正念

病態人格者身上也有一般人能夠學習的優點。

近幾年廣受注目的「正念」（mindfulness）是個**很現代的冥想方法，藉由讓意識集中在當下的一瞬間來促使大腦休息**。

生活在資訊爆炸社會的現代人時常被多餘的資訊干擾，煩惱一些根本沒有發生的事。

「正念」能讓人有意識地遮蔽所有多餘的資訊，集中意識於某一瞬間，讓大腦暫時停止運作，具有提高專注力、減壓、提高自制力、改變對身心的意識與培養包容力等效果。

一般人透過正念得到的效果，對病態人格者而言其實是自然而然就會的能力。他們只能專注於現在，這個特質若是出現在犯罪型病態人格者身上，就會只考慮到當下而做出暴力或犯罪行為，但若是出現在成功型病態人格者身上，極度專注在當下的能力將能在各種商業場合派上用場。

培養專注力

修習正念時的大腦運作，其實和病態人格者的大腦運作方式很像。

病態人格者是為了讓自己得到利益才極端專注在那一瞬間，和一般人的正念不同，但一般人修習正念能夠減少大腦杏仁核過度活動，如此便不容易被情感左右，而且還能活化掌管專注力的前扣帶迴皮質。

用正念來培養專注力

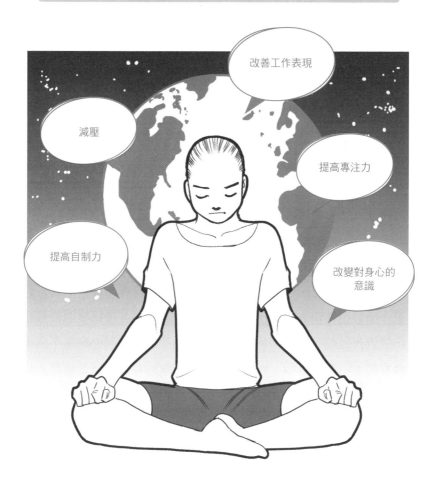

改善工作表現

減壓

提高專注力

提高自制力

改變對身心的
意識

　　正念能夠讓意識集中在此一瞬間，讓忍不住去思考
過去和未來的大腦培養專注在當下的能力。

　　正念其實和病態人格者天生具備的「只能專注在一
瞬間」的特質是一樣的。據說修習正念能夠減少大腦杏
仁核過度活動，如此便不容易被情感左右，而且還能活
化掌管專注力的前扣帶迴皮質。

具代表性的英雄型病態人格者

擁有「戰士基因」的病態人格者

病態人格程度越高越有利的領域，就是「戰場」這個攸關性命的危險領域。

據說，能在戰場上毫不猶豫地殺死敵人的士兵，100人當中只有1個。一般來說，如果經常面臨生命危險，目睹敵方和我方的慘狀，陷入創傷後壓力症候群是很正常的事。

然而，在那些能夠不敗給恐懼感、冷靜執行任務並贏得勝利而被稱為英雄的人當中，確實存在著英雄型病態人格者。

從很久以前就存在的病態人格基因使人具有高度攻擊性且好戰，所以也被稱為「戰士基因」（P.48）。在各種紛爭激烈且頻仍的近代以前，英雄型病態人格士兵為了贏得勝利必須毫不畏懼地奮戰，「戰士基因」就是他們不可或缺的東西。儘管病態人格者在人口中所占的比例很低，但其基因仍然不間斷地傳承到現代，原因或許就在這裡。

活躍於現代戰場的英雄型病態人格者

到了現代，集結眾多精銳的英國空降特勤隊（SAS）和美國的特種作戰部隊中也有很活躍的英雄型病態人格者。

受過特殊訓練的他們無論遇到任何狀況都能冷靜判斷，打倒敵人時不會有罪惡感和同理心，能夠完成任務。無論是危險的作戰和處理爆裂物都一定會伴隨著恐懼，但他們卻能在那樣的情勢中活躍，可見他們同樣是屬於發揮了其特質的英雄型病態人格者。

不顧危險的戰爭英雄

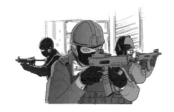

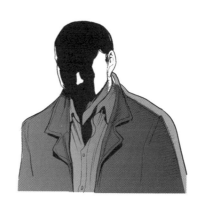

安迪·麥克納布（Andy McNab）在波斯灣戰爭中擔任SAS的中士，接下破壞伊拉克軍的飛毛腿飛彈之任務。在艾塞克斯大學（University of Essex）所做的腦科學實驗中，當他看到戰場上的殘虐畫面時，他的腦波、心跳次數和膚電反應（electrodermal response，EDR）等數值都很低，屏除了所有的情感。換成是一般人，內心通常會動搖而導致所有測量值急遽上升。這樣的結果是來自SAS的訓練所賜，還是這表示了麥克納布是病態人格者，目前尚不清楚。

「盲眼士兵詩人」湯姆·斯基希爾

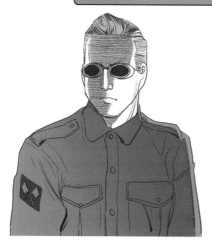

在第一次世界大戰中，湯姆·斯基希爾（Tom Skeyhill）因腳邊的炸彈爆炸而雙眼失明，後來以戰爭英雄之姿凱旋而歸。從戰場歸來的他在母國澳洲和美國朗讀描述戰爭體驗的詩而成名，人稱「盲眼士兵詩人」。在美國，他是位很有名的歸還兵，甚至連羅斯福總統都很歡迎他。據說他在美國接受治療，失明的雙眼得以重見光明。斯基希爾的傳記作家曾寫下「他雙眼失明可能是為了逃離戰場而扯的謊言」，但真相不明。

每個人都能信服 社會上最具代表性的成功型病態人格者

企業幹部、投資家和金融業人士

在投資與金融產業端出傑出成果的成功人士中，有很多人是病態人格者。讓病態人格者與一般人參加賭博實驗，情緒功能正常的人會隨著遊戲進行而趨於保守，想要守住先前贏得的錢，但具有病態人格傾向的人無法克制自己的情緒，一心只想追求更多報酬，所以賺到的金額具有越來越龐大的傾向。當然，他們這樣的特質在現實社會中很可能招來莫大的失敗，是一把雙面刃。

然而，**在龐大金額不斷流動的投資與金融世界，若病態人格的高度專注力與判斷力適度發揮作用，他們就能成為最成功的超一流投資人。**此外，其強韌的心志無論在損失多大時都不會後悔和反省，使其能夠大膽地運用資產而不受壓力影響。

矽谷的創業家

海爾曾為全美200多名企業經營家做了病態人格檢測，藉此調查一般人與企業幹部的病態人格特質比例，結果證實經營家的病態人格度較高。此外，他們的領導力、簡報能力和獨創性也在公司裡得到很好的評價。根據海爾的說法，企業裡會有比較多具病態人格特質的成功人士。

矽谷的創業家尤其必須具備對變化感到興奮、時常追求刺激、不喜歡墨守成規、容易融入自由社風等特質，和病態人格者的特質一致。**若病態人格者的特質能夠往好的方向發揮，他們就能成為世界頂尖的成功人士。**

社會上的成功型病態人格者

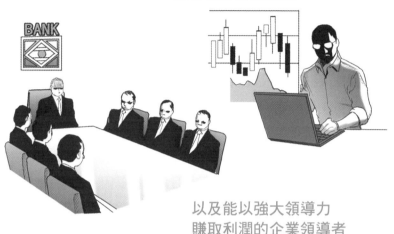

常見的有從事金融產業且具備
強韌心志的投資家

以及能以強大領導力
賺取利潤的企業領導者
與幹部

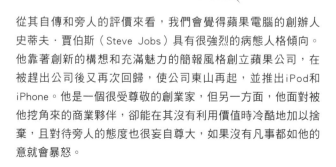

史蒂夫·賈伯斯

蘋果公司創辦人

從其自傳和旁人的評價來看，我們會覺得蘋果電腦的創辦人
史蒂夫·賈伯斯（Steve Jobs）具有很強烈的病態人格傾向。
他靠著創新的構想和充滿魅力的簡報風格創立蘋果公司，在
被趕出公司後又再次回歸，使公司東山再起，並推出iPod和
iPhone。他是一個很受尊敬的創業家，但另一方面，他面對被
他挖角來的商業夥伴，卻能在其沒有利用價值時冷酷地加以捨
棄，且對待旁人的態度也很妄自尊大，如果沒有凡事都如他的
意就會暴怒。

病態人格者為什麼存在？

他們為人類肩負起危險的挑戰？

「戰士基因」是為了什麼而存在？

　　至今，人類在進化過程中選擇過著團體生活，但其中一部分的病態人格者卻很有可能成為破壞團體生活的因子。儘管如此，雖然少但仍有一定數量的病態人格基因依舊不間斷地傳承至現代。目前我們對病態人格者的遺傳因子已知的就只有會生成單胺氧化酶A的MOMA基因有缺陷，其又稱為「戰士基因」（P.48），是一種會使人具攻擊性且好戰的基因。當然了，即使一個人擁有此一基因，但如果未和環境或其他因素產生複雜的關係，他就不一定會成為病態人格者。不過，它是人類目前唯一已知和病態人格有關的基因。那麼，這個造就病態人格的基因是為了什麼而存在呢？

人類過去的戰爭與挑戰

　　人類曾有一段連年征戰的歷史，從古代、中世到近代，為了擴大領土，好幾個民族一再掀起戰爭。

　　在大航海時代，人們搭船出海探索未知的土地，進行掠奪與榨取。征服海洋之後，人類挺進南極，在地球上所有地方冒險，如今正在把觸角伸向宇宙。

　　如果沒有病態人格讓人類經常追求新的刺激，無畏地採取大膽的行動，這些會威脅性命的危險挑戰就不成立。**為了讓人類擴大領土，挑戰未知的新事物，病態人格者的「戰士基因」或許是不可或缺的因子。**

人類的歷史

日爾曼民族大遷徙

擴張領土

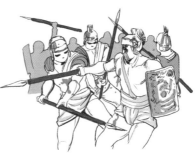

大航海時代

掠奪與榨取

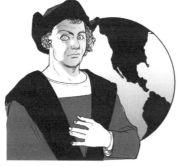

阿蒙森（Roald Amundsen）
遠征南極

冒險與探索

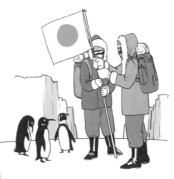

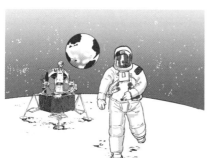

阿波羅號登陸月球

航向宇宙

疑似病態人格者的歷史人物

希特勒與
「死亡天使」門格勒

　　心理學家達頓發表過一份歷史上的國家領導人的病態人格傾向排行榜，其中第四名是希特勒。無論是誰，都看得出大量屠殺猶太人的希特勒是病態人格者，但他不是一個人完成這樣的大虐殺，還有許多病態人格者協助他，也就是納粹親衛隊。阿道夫．艾希曼（Otto Adolf Eichmann）指揮親衛隊移送大量猶太人，也參與了這場大屠殺。在納粹集中營裡，猶太人死於瓦斯毒氣、槍殺、拷問、飢餓與疾病，估計約有600萬人犧牲。

　　此外，人稱「死亡天使」的納粹醫師約瑟夫．門格勒（Josef Mengele）還在集中營裡進行殘忍的人體實驗，將被俘的猶太人稱為「天竺鼠」。他對雙胞胎特別有興趣，做了人工合成雙胞胎、切斷人體部位與交換性器官等殘忍的手術。被用來做實驗的約1500對雙胞胎中，僅有180人存活下來。

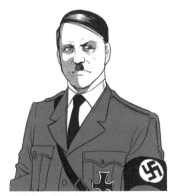

阿道夫．希特勒

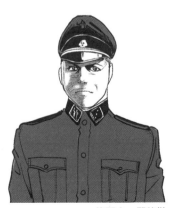

約瑟夫．門格勒

7

從犯罪心理學
看病態人格

為了掌握罪犯的心理，預防犯罪並協助偵查，
犯罪心理學誕生了。那麼，
犯罪心理學如何看待犯罪型病態人格者呢？

犯罪心理學是什麼？

犯罪為什麼會發生？

　　犯罪心理學是心理學的一種，研究對象為犯罪與罪犯，目的
是解開犯罪動機、犯罪心理、罪犯的心理特質與環境因素、疾病
與犯罪的關係，並且協助犯罪偵查、預防犯罪、治療與更生。

　　除了有計劃性的犯罪之外，在一般犯罪中，罪犯很少意識到自
己接下來將要犯下罪行，多半是因為情緒激動或起口角而不小心行
使暴力或犯下殺人行為。此外，被害者大多都是加害者的家人、朋
友或認識的人。絕大多數的加害者都會為自己犯下的罪行感到顫
慄、反省、懊悔和恐懼，而且被捕後很少再犯下同樣的罪行。

研究病態人格罪犯內心的黑暗

　　然而，**面對病態人格罪犯，我們必須用和一般犯罪完全不同
的標準來看待他們的心理。**

　　以享樂為目的而犯下連續殺人案的病態人格罪犯可說是處於
「上癮」的特殊情況，研究這種特殊心理和犯罪模式能夠為偵查
工作找到線索。

　　安隆（Enron）公司前CEO傑夫・史基林（Jeff Skilling）與肯
恩・雷（Ken Lay）共同偽造帳目，其金額大到足以影響全世界，
因而讓企業破產，有研究者指出這兩人也具有病態人格。他們做
為領導人的才華受到認同，卻因為只想著自己的利益而沾染企業
犯罪。企業犯罪可說是現代特有的病態人格犯罪。

病態人格的罪犯

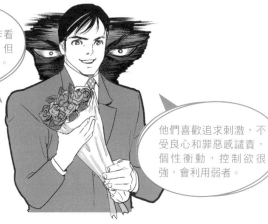

病態人格的罪犯乍看之下無特別之處,但會不時地散發魅力。

他們喜歡追求刺激,不受良心和罪惡感譴責,個性衝動,控制欲很強,會利用弱者。

企業犯罪

引發安隆事件(Enron bankruptcy)的前CEO傑夫·史基林

因鉅額假帳被發現,造成美國史上最大樁的企業破產案。史基林曾傲慢地說:「我打從心底認為自己是無辜的。」有研究者指出他是企業犯罪的病態人格者。

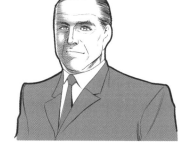

連續殺人犯

強姦並殺害30多位女性的連續殺人犯泰德·邦迪(P.180)

他在法庭上為自己辯護的情景在全美放映,因而大受注目。逃獄後,又再次犯下連續殺人案。

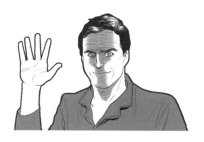

何謂連續殺人犯？

以享樂為目的而一再殺人

病態人格罪犯的存在之所以會廣為人知，肇始於以取樂為出發點的殘忍連續殺人案。根據某項研究，1800年～1995年發生在美國的連續殺人案凶手有399人，共有2526～3860人犧牲。從人口比例來看，這些凶惡的病態人格連續殺人犯出現率非常低，但其獵奇的犯行還是鮮明地留在人們的記憶中。

連續殺人犯的作案模式

在病態人格犯罪中，以享樂為宗旨的連續殺人犯顯得特別殘暴。一般人應該怎麼樣都無法理解連續殺人犯只為求快樂而不斷犯下殘忍殺人案的心理吧！

以連續殺人犯來說，凶手和被害人之間完全沒有關聯，也不是為了尋仇或強盜取財才加以襲擊，絕大部分的犧牲者都只是因為凶手想殺人才被盯上，完全是不認識的陌生人。因此，連續殺人也被稱為「陌生人犯罪」、「無動機殺人」、「享樂殺人」或「快感殺人」。

連續殺人犯的作案模式是殺死獵物後會休息一段時間，然後再次鎖定新的獵物，反覆犯案。另外，有三分之一的連續殺人犯會在一年內移動幾千英里，作案範圍相當廣，使得偵查工作更添困難。

而且，遭到逮捕的嫌犯乍看之下很正常，外表和一般人沒什麼不同，有些甚至還充滿魅力，更加刺激了人們的好奇心。

連續殺人犯的作案模式

- [ ] 與被害人沒有關聯，完全是陌生人。

- [ ] 有時候，被害人可能符合連續殺人犯的喜好，有一定的共通點。

- [ ] 以性支配為動機，以享樂殺人為目的。
  （除此之外，有時也會加以拷問、斷其手腳或吃人肉。）

- [ ] 犯罪後會休息一段時間，然後又犯下新的罪行。

- [ ] 犯行有可能橫跨廣大的區域。

- [ ] 犯案時，犯人的認知極為正常（非心神喪失狀態）。

- [ ] 連續殺人犯也有女性（占全體的 16％），但絕大部分都是男性。

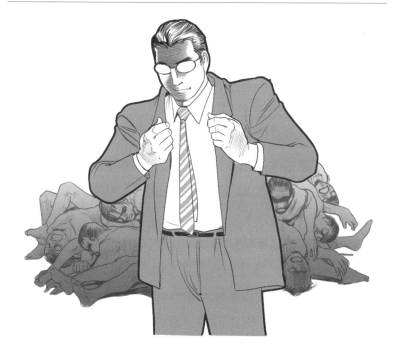

大量殺人的罪犯	連續殺人犯與 校園槍擊犯

連續殺人犯不會停止作案

　　並非所有暴力型罪犯都是病態人格，也不是所有病態人格者都會成為暴力型罪犯。不過，**具有病態人格的連續殺人犯有共通的特徵。**

　　犯人出於「想要殺人」的幻想，接著進一步尋找獵物，最後真正地殺了人，只要殺過一次人，就會想要再次藉由殺人來獲得更強烈的、超越幻想的滿足感，經過一定的休息期間之後，他會為了尋求刺激，像是受到驅使般食髓知味，耗費長時間不斷殺人。

　　他們的欲望無窮無盡，除非遭到逮捕或是自身燃燒殆盡，否則不會停止作案。實際上，世界上就有一些未偵破的連續殺人案，凶手可能是自殺、病死或犯下其他罪行遭到逮捕，使得連續殺人案戛然而止。

和校園槍擊犯的差別

　　美國聯邦調查局（FBI）曾提出一份和危險殺人犯有關的報告，它將無差別大量殺人的校園槍擊犯和在長期間內反覆殺人的連續殺人犯明確區分開來。不以獲取金錢報酬或發展犯罪事業為目標的連續殺人犯，其特徵大多和病態人格者一致。

　　校園槍擊犯有一些傾向和病態人格者共通，例如缺乏同理心、權利意識高漲與愛推卸責任等等，但我們不能因此斷定他們一定是病態人格。此外，許多校園槍擊犯都是未成年或年輕男性，大多在犯案後隨即自殺或被警方射殺。

兩種犯罪的差異

連續殺人犯的作案模式

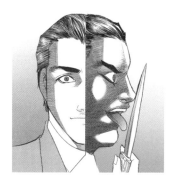

- ・對殺人有性幻想
- ・對尋求獵物有著幻想
- ・殺害獵物
- ・會休息一段時間 （恢復平常的生活）
- ・殺害新的獵物

連續殺人犯具有作案時會重複
上述模式的特徵。

校園槍擊犯

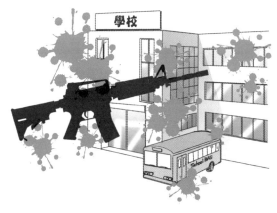

校園槍擊犯有些傾向和病態人格者共通，例如缺乏同理心、
權利意識高漲和愛推卸責任等等，但不能斷定他們一定是病
態人格者。

從心理學與行為
科學綜合來看複
雜化的犯罪 # 身為「破案神探」的FBI

以「破案神探」的身分辦案

不論從好壞哪一方面來說，電影《沉默的羔羊》都把FBI心理分析官所做的犯罪側寫和連續殺人犯的形象深植在人們的認知中。

實際上，在美國是由聯邦調查局（FBI）和國家暴力犯罪分析中心（NCAVC）共同負責分析、研究連續殺人案、綁架、恐怖攻擊、間諜、政府瀆職與跨行政區案件。

FBI的行為科學課最初是為了研究挾持犯的心理而在1970年代成立，之後為了找出連續殺人犯的行為模式並加以分類而開始研究犯人的心理與其犯罪特性。他們和正在監獄裡服刑的連續殺人犯等凶惡犯們多次面談，收集作案手法和動機，再對照情況證據等資料，試著把犯人的形象加以分類。**他們並沒有把連續殺人犯這種常人無法理解的怪物放著不管，而是用心理學和行為科學的知識來推測其心理狀態，建立了龐大的凶惡罪犯資料庫。**

1984年，雷根總統設立了國家暴力犯罪分析中心（NCAVC），從此便能在全美的凶惡犯罪資料庫中搜尋可疑嫌犯。

FBI的犯罪側寫

FBI的搜查官受過高度的教育訓練，有許多經驗豐富又優秀的人才。其中，FBI所做的犯罪側寫是以犯罪心理學、統計學和行為科學為基礎來推測嫌犯的作案模式和形象。

追查病態人格犯罪的
美國聯邦調查局

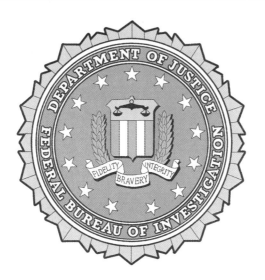

　　聯邦調查局（Federal Bureau of Investigation，
FBI）屬於美國司法部管轄，是美國的警察機關之一，由
聯邦調查局局長負責指揮，總部位於華盛頓特區。

　　FBI與服刑中的凶惡罪犯面談，並且將面談內容、
遺體發現時的狀況、驗屍結果、犯人的個資（職業、年
齡、居住地）等資料統整起來，建立成龐大的凶惡罪犯
資料庫，這成了FBI犯罪側寫系統的基礎。

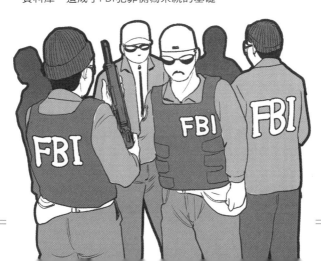

犯罪側寫的歷史

分析並推測犯人
的行動

希特勒的人物側寫

犯罪側寫是一種比較新穎的偵查方法，在犯罪偵查中用來推測沒有線索且身分不明的連續殺人犯很有效。

全世界最早的人物側寫例子是第二次世界大戰時，美國中央情報局（CIA）的前身「戰略情報局」（OSS）委託精神科醫師沃特・查爾斯・蘭格（Walter Charles Langer）為德國的希特勒進行人物側寫，預測希特勒在某種情況下會做出什麼樣的決定和行動，其準確度很高，甚至連戰敗時的希特勒會自殺都預料到了。

將凶惡犯罪偵查流程系統化

然而，精神科醫師所做的人物側寫大多是仰賴每位醫師自己的獨門技術，並沒有確立具有系統性的人物側寫手法，無法讓任何人來做都得到同樣的準確度。

FBI的羅伯・K・雷斯勒（Robert Ressler）和約翰・道格拉斯（John Douglas）為了偵破當時稱為「陌生人殺害」的連續殺人案，希冀建立起具有系統性的犯罪側寫手法。他們和各地監獄收容的凶惡罪犯多次面談，調查各類型殺人犯的行為特性與性格，並藉由這個面談計畫出版了《犯罪分類手冊》（Crime Classification Manual）與《異常快樂殺人心理：解讀性犯罪》（Sexual Homicide）等重要的著作，把在面談中收集到的資料彙整起來，作為國家暴力犯罪分析中心（NCAVC）的活動紀錄。

犯罪側寫的效果

希特勒的人物側寫

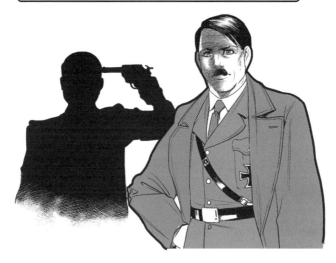

精神科醫師對希特勒所做的人物側寫，

甚至連他會在戰敗時自殺都預測到了。

將偵辦凶惡犯罪的犯罪側寫系統化

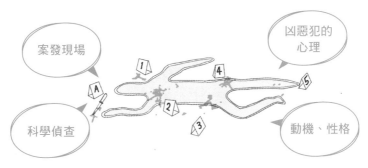

由FBI主導，推動犯罪側寫的系統化。

將與凶惡犯面談的內容累積整理，

調查了解各類型殺人犯的行為模式和個性。

用人工智慧系統
讓病態人格者浮
上檯面

FBI的犯罪側寫系統

人工智慧系統「側寫者」

　　現在，FBI的犯罪側寫以下一段所列的流程進行。國家暴力犯罪分析中心（NCAVC）接受警方委託，根據警方提出的凶惡犯逮捕作戰分析報告書來調查、分析未偵破的殺人或失蹤案件。他們將報告書上的資訊輸入到人工智慧系統「側寫者」（profiler）中，再由FBI心理分析官根據AI推測出來的結果進行犯罪側寫（犯罪偵查分析）。

辦案的六個步驟

　　儘管使用了人工智慧系統作為工具，但犯罪側寫本身並非完全由電腦來進行分析。電腦只是統計式地推測出幾百萬種可能的組合，但基本上還是要由有經驗的人類來針對問題進行推論。

　　FBI的犯罪側寫由這六個步驟組成：①輸入資料 ②建立決定過程的模組 ③偵查犯行 ④對犯人做側寫 ⑤進行偵查 ⑥逮捕，而且始終都是當地警方根據FBI所做的犯罪側寫進行偵辦，並非像電影或電視劇那樣由FBI代替當地警方主導偵查。

　　「犯罪側寫」這項工具的目的並不在於仰賴完全命中的犯人形象以期漂亮地偵破案件，而是利用統計和行為科學的知識盡量排除可能性較低的嫌疑犯或情資，過濾出可能性比較高的犯人並加以接觸，側寫罪犯的外表也有助於喚起少數目擊者的記憶。

FBI 犯罪側寫系統的流程

① 輸入資料

在人工智慧系統「側寫者」裡輸入偵查報告書、案發現場照片、
現場資料、驗屍報告、被害人的行蹤和背景等資訊。

② 建立決定過程的模組

根據情資，將殺人案件進行詳細的分類（例如秩序型或無秩序型）
（參見P.178），加以模組化。

③ 偵查犯行

FBI的犯罪側寫師根據案發現場的特徵，將其分類為秩序型、
無秩序型或混合型。

④ 犯罪側寫

側寫犯人的人格、身體特徵、社會特徵和擁有的物品，
過濾出未知但有可能的嫌犯樣貌。

⑤ 偵查

當地警方根據FBI的犯罪側寫，開始調查有可能的嫌疑犯。

⑥ 逮捕

將實際逮捕的嫌犯和側寫資
料做比較，如果兩者之間有
出入，就隨時更新、調整資
料庫和演算法（解決問題的
既定手法）。

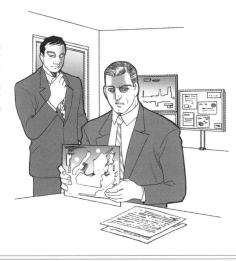

犯人特有的手法和犯罪特徵

案發現場少不了的手法

犯罪學家埃德蒙・羅卡（Edmond Locard）認為「凡接觸必留下痕跡」，確立了現代科學偵查的基本原則，稱為「羅卡交換定律」（Locard exchange principle），這是指犯人一定會在案發現場留下痕跡，例如指紋、毛髮、纖維、血跡或泥土等等。

犯人遺留在案發現場的東西分別是犯罪手法和犯罪特徵，FBI的側寫師會將兩者分開分析。

犯罪手法是指作案時需要的車輛、對被害人表明的身分和容貌，以及作案用的武器等等。 連續殺人犯會在反覆作案的過程中學習，因此其手法會越來越熟練，像是用來綁住被害人的繩子變成手銬、武器從球棒變成刀械等等。這些微小的變化都是有原因的，有時從中能夠得到掌握犯人的線索。

犯人會在現場留下犯罪特徵

犯罪特徵不一定會遺留在案發現場，但它多半源自犯人的個人嗜好或殺人幻想，例如一定會用攝影機拍攝作案現場、逼被害人發誓會絕對服從、每次都襲擊同髮型或同年齡的被害人等等，這些都是可視為犯罪特徵的例子。

此外，有時犯人會把被害人的屍體放在垃圾桶裡，**或是每次都讓屍體擺出同樣的姿勢（posing），好像要傳達什麼訊息**，或是為了擾亂警方偵查，在屍體上耍花招來**故布疑陣（staging）**。無論如何，犯人遺留在案發現場的東西，都是找出其身分的重要線索。

犯人從案發現場帶走什麼，
或留下些什麼

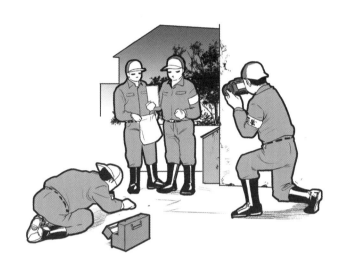

從連環殺人事件的案發現場可以了解到……

‧手法

作案用的車輛、對被害人表明的身分和外貌、作案用的武器等等。

‧犯罪特徵（signature）

例如一定會用攝影機拍攝案發現場、逼被害人發誓會絕對服從、
每次都襲擊相同髮型或同年齡的被害者等等。

‧擺姿勢（posing）

將被害人的屍體放在垃圾桶中，或是刻意讓屍體擺出相同的姿勢。

‧故布疑陣（staging）

例如為了擾亂偵查而將屍體面向門的方向擺放。

從連續殺人犯手中逃離的倖存者證詞

先逃再說

　　每個連續殺人犯手下的犧牲者往往都是偶然碰上犯人，要是突然被連續殺人犯盯上，很少有人能夠反抗。

　　根據FBI所做的研究，只有7.5％的被害人能夠從連續殺人犯手中倖存，機率低得叫人吃驚。

　　FBI的側寫師實際與殺人犯以及在千鈞一髮之際逃離其魔爪的被害人面談，收集案發當時的情況。從那些資訊看來，為了不成為犯罪被害人，避開連續殺人犯是第一要務。

　　應該有人會覺得這不可能辦到，但只要平時稍微有點危機意識就能避開危險。**絕對不要落單。相信自己的直覺，一察覺不對勁就趕快逃。另外就是絕對不要搭乘別人的車。**

　　這些簡單的方法，應該就能讓你遠離連續殺人犯的魔掌。

用暴力抵抗是最後手段

　　FBI表示，用暴力抵抗反而會更加激怒犯人。萬一你被盯上了，首先不要使用暴力來抵抗，而是試著用言語抵抗。使用暴力來抵抗是以上方法失敗時才能使用的最終手段。

　　「最後要拼上性命奮戰！」這竟然是連續殺人犯也認同的建議。

逃離連續殺人犯的方法

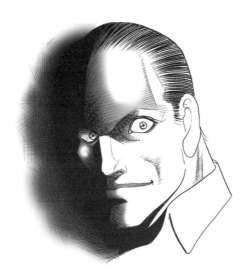

遇上時

· 絕對不要坐上對方（他人）的車。

· 相信自己的直覺。

· 逃走

萬一被抓了……

· 要表現出堅決反抗之意

無論對方態度多麼親切，
即使會被當作一個失禮的
人，也不要理會對方，當
場離開才是上上之策。

如果以上方法都失敗了……

· 死命用暴力抵抗

拼上性命
奮戰！

疑似病態人格者的歷史人物

犯下柬埔寨大屠殺
的波布

　　柬埔寨的獨裁者波布（Pol Pot）於1975年～1979年建立民主柬埔寨，率領紅色高棉政權，專斷獨行地廢止貨幣、禁止宗教、沒收私人財產與關閉學校。紅色高棉政權以「他們沾染了資本主義」為由，將妨礙其愚民政策的本國醫師與教師等知識分子處刑，或是關在集中營裡拷問。在稱為「殺戮戰場」（Killing Fields）的處刑場裡，為了節省子彈，都是使用斧頭或柴刀等原始工具進行虐殺。他們把從父母親手上搶來的嬰兒釘在名為「killing tree」的樹幹上，並加以殺害。此外，還重用容易被洗腦的十幾歲青少年，讓他們服兵役或負責密告那些心懷不滿的大人們，就連外科手術都由少年衛生兵執刀。根據耶魯大學所做的柬埔寨大屠殺調查，在那短短四年當中就有大約170萬人喪命，占了當時總人口的21%。

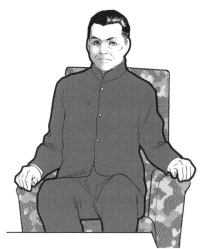

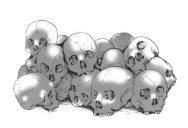

8

犯罪型
病態人格者

犯罪型病態人格者會多次犯下企業犯罪
或連續殺人案等凶惡犯罪，
本章就讓我們來看看他們的犯罪內容和具體的作案手法。

犯罪型病態人格者 是特例

大多數的病態人格者都不是罪犯

犯下凶惡罪的病態人格者是特例中的特例

在所有的病態人格者當中，會犯下連續殺人案或惡質詐欺等凶惡犯罪的病態人格者非常特殊，可說是特例中的特例。

但因為這些少數犯罪型病態人格者的犯行太過殘暴或異常，所以特別引人注目，在我們心中留下強烈的「病態人格者＝窮凶惡極罪犯」的刻板印象，這一點也是事實。

人類看到令人寒毛直豎的可怕事物或是無法理解的殘酷變故時，會忍不住把注意力擺在那件事上，怎麼樣都無法移開。

越是難以理解，就越去思考為什麼會發生那種事。犯下連續殺人案的犯罪型病態人格者和我們一樣融入社會，就生活在我們身邊的這個事實也讓我們驚愕不已。

人具有會被「惡」吸引的傾向？

每個人的內心多少都有善的一面和惡的一面。

犯罪型病態人格者的行為跨越了善惡的界線，我們之所以忍不住被其吸引，難道不是因為自己的內心也有可能偏向那麼大的罪惡嗎？——這樣的猜測，是否曾在一瞬間閃過你的腦海呢？

也或許是因為，你我內心的某個角落正在慶幸自己沒有遇害。

本章介紹的犯罪型病態人格者是極端罕見的例子，這些例子應該能夠再次提醒我們：無論對方再怎麼能言善辯或深具魅力，都不可以輕易相信任何人。

人們會被犯罪型病態人格者吸引的原因

有許多關於連續殺人犯的電影、小說，還有紀錄片……等等，
人們為什麼會把那些凶惡犯罪當作一種娛樂呢？

看到令人寒毛直豎的可怕事物，或是難以理解的殘酷時，
我們會一直把注意力放在那件事上，怎麼樣都無法移開?!

人心具有善惡兩面，
為什麼會有著被惡吸引的傾向呢？

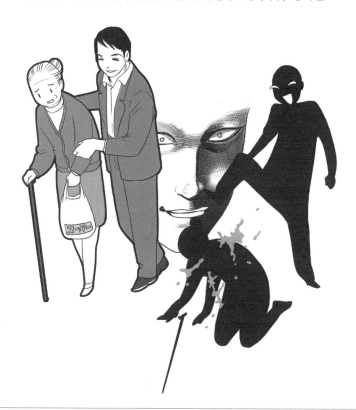

克制不住行使暴力的衝動

美國的受刑人約有20%是病態人格

50%以上的重大犯罪由病態人格者引起

被關進監獄裡的罪犯絕大部分是因為貧困、家暴、虐童、成癮和環境壓力等因素而沾染犯罪。然而，其中卻有一部分人基於「想要體驗到興奮感」、「為了獲取自己的利益」、「犯罪比工作輕鬆」等自我中心的理由犯案，具有很強烈的病態人格傾向。

海爾說，在美國的監獄裡，**平均約有20%的男女受刑人是病態人格，而重大犯罪中則有50%以上的案件由病態人格者所引發**。此外，根據FBI在1992年所做的調查，**殺害執勤中執法人員的犯人就有44%是病態人格**。

執著於當下以及眼前的欲望

具有暴力傾向和攻擊性的犯罪型病態人格者無法克制自己的欲望，很容易就會犯下凶惡之罪。其他類型的罪犯當然也會出現暴力行為和攻擊性，但犯罪型病態人格者即使智商很高，還是會執著於眼前的報酬和欲望，不會想到後果。他們無法控制這兩點，所以具有犯下重大犯罪的傾向。

對犯罪型病態人格者來說，對別人施加暴力或威脅只不過是個讓自己稱心如意的好用手段。他們感覺不到對方遭受的痛苦和傷害，也不會為此懊悔，所以行使暴力時完全不會猶豫，大多能夠冷靜地施暴。大部分的人在行使暴力之後都會感受到壓力或受到精神創傷，但犯罪型病態人格者完全不會，這就是他們的特徵。

犯罪型病態人格者

執著於眼前的欲望，不會考慮到後果。

具有會犯下重大犯罪的傾向。

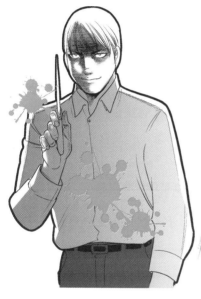

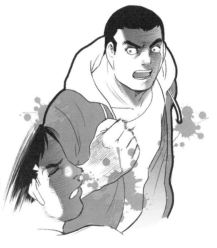

病態人格罪犯
約20％

普通的罪犯
約80％

因一時情緒失控
而做出暴力或犯罪行為，
事後會反省或懊悔。

只顧一時

眼前的報酬

不懂得反省

<table>
<tr><td>病態人格者會一再犯罪</td></tr>
</table>

病態人格者的再犯率約為二倍

病態人格者的再犯率

遺憾的是，目前的定論是殺過人的病態人格者一定還會再殺人。根據某項關於犯罪型病態人格是否會再次犯罪的追蹤調查，**病態人格者的再犯率約為其他罪犯的兩倍，再次行使暴力的機率大約是其他罪犯的三倍。**

海爾表示，若使用「病態人格檢核表」來鑑定一個人有沒有病態人格，就有相當大的程度能夠預測他會不會犯罪或行使暴力。可是，即使能夠預測再犯率，要怎麼樣才能預防病態人格者再犯呢？

如何預防病態人格者犯下凶惡犯罪？

在犯罪型病態人格者當中，有很多人到死為止都會犯下暴力犯罪。平均來說，病態人格者的犯罪件數直到40歲左右都會維持在很高的數值，過了40歲以後就會急遽減少，尤其未伴隨暴力的犯罪行為更是明顯降低。之所以會這樣，究竟是因為犯罪型病態人格者疲於牢獄生活，學會了重新適應社會的方法，還是因為厭倦了反社會行為，原因至今仍然不明。

神經犯罪學家雷恩（Adrian Raine）曾提出一個名為**「龍布羅梭計劃」**（Lombroso Programs）的假說來作為預防病態人格者犯罪的國家級對策，其內容是規定18歲以上所有成年人都有義務接受腦部斷層掃描和DNA檢查，然後再搭配環境因素來預測病態人格者犯下凶惡犯罪的機率。這個構想彷彿體現了科幻世界中的社會管理，但說不定未來可能需要這樣的預防對策。

犯罪型病態人格者
會一再犯下同樣的罪行嗎？

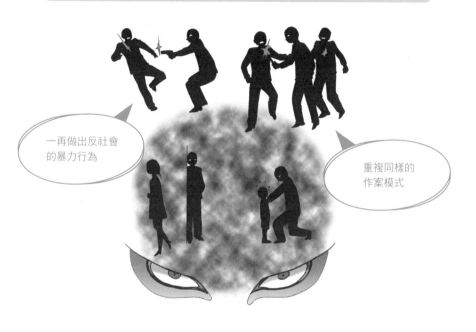

一再做出反社會
的暴力行為

重複同樣的
作案模式

> 未來社會說不定會有這樣的事？

預防高機率凶惡犯罪的「龍布羅梭計劃」

這項計畫由神經犯罪學家雷恩以假說的形式提出，用它來預防未來的高機率凶惡犯罪並作為國家級政策來實施，內容規定18歲以上所有成人都有義務接受腦部斷層掃描和DNA檢查，然後再搭配環境因素等資料來預測每個人的病態人格型犯罪機率。假如一個人被判定為犯罪率很高的陽性，即使沒有真的犯罪也會被關在特殊機構裡。這個假說涉及許多問題，像是病態人格者的人權及國家級的DNA檢查是否有爭議等等，值得大眾一同思考。

病態人格者滿足了「正常」的標準

極為普通，甚至具有魅力

假設你正在一家咖啡廳裡，隔壁桌就坐著連續殺人犯，你應該看不出他是個罪犯吧！這是因為，即使是犯下超乎想像的獵奇殺人案的連續殺人犯，表面上看起來還是普通得令人吃驚，或是反而看起來很親切、很有魅力。

病態人格者從長年的經驗中熟知在別人面前該如何表現，要是外表鬼鬼祟祟的，就不可能順利地多次進行犯罪了。

他們精通博得別人信任的技巧，藉此接近目標。「看起來很普通」就是他們生存的手段，也是躲避偵查的一個方法。

連續殺人與大量殺人的差別

在FBI的定義裡，他們把連續殺人犯（P.146～148）和一天內殺害四人以上的大量殺人犯做出了區隔。

在科羅拉多犯下持槍掃射案的詹姆士・霍姆斯（James Holmes）患有精神疾病。一般來說，患有思覺失調症或雙極性情感疾患等精神疾病的人大多都沒有暴力傾向，他們是因內心受到妄想或幻覺折磨而受苦。然而，卻也有像霍姆斯這樣極少見的例子，具有暴力傾向、破壞力並大量殺人。如果是大量殺人犯，旁人多半會發覺他的言行舉止不太對勁。相較之下，那些拜外表普通之賜而能夠多次犯下殘暴殺人案的連續殺人犯對這個社會來說才真正可怕。

連續殺人犯與大量殺人犯

士嘉堡淫魔

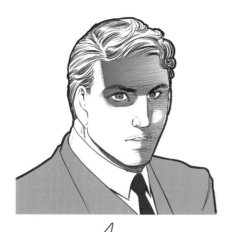

加拿大的保羅・貝納多（Paul Bernardo）以外號「士嘉堡淫魔」（Scarborough rapist）聞名，是個連續殺人犯。他出生在富裕的家庭，是執業會計師，有著英俊的容貌。他操控女友卡拉（Karla Homolka，後來兩人結婚），對少女們施以拷問、強姦、拍下影片並加以殺害。

・外表看來與一般人無異，甚至可說頗具魅力。
・身邊的人完全沒看出他有問題。

大量殺人犯

持槍掃射案

2012年，醫學生詹姆士・霍姆斯（James Holmes）在科羅拉多的電影院正在上映《黑暗騎士：黎明昇起》（The Dark Knight Rises）時，大叫「我是小丑」並持槍掃射觀眾，造成12人死亡、58人受傷的慘劇。在法庭上，他被判12個無期徒刑，共要坐上3318年的牢。

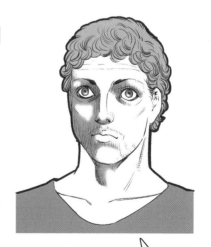

・性格靦腆內向，外表溫和。
・周遭的人曾發覺他不太對勁。

<table>
<tr><td>病態人格者的
犯罪心理</td><td># 犯罪型病態人格者
的特徵</td></tr>
</table>

情感淡漠

犯罪型病態人格者和反社會人格障礙很相似。

兩者都不遵守法律，一再遭到逮捕；會犯下各式各樣的罪行，為了自己的利益和快樂而反覆說謊；個性衝動，毫無計劃性；具有攻擊性，多次發生鬥毆或使用暴力；不懂得瞻前顧後，不會顧慮自己和別人的安全；不負責任，工作也做不久；傷害或虐待別人時不會感到良心不安；會為了自己而徹底利用別人；即使謊言被拆穿，也擺出一副「那又怎樣」的態度，不會感到羞恥；容易抓狂，克制不住強烈的欲望和衝動；受到責備就會惱羞成怒。

兩者有這麼多的共通點，但最大的差異在於**情感淡漠**。病態人格者會裝出有情緒的樣子，但不會感到懊悔、沒有罪惡感，也無法對別人感同身受，所以，無論對被害者做出多麼殘忍的事，他們都不會予以同情或反省。

病態人格者十分多樣化，不是只有單一型態

病態人格者是各種症狀互相關聯的複雜集合體。犯罪型病態人格者並沒有能夠讓人斷言「這就是最典型的犯罪型病態人格者」的既定形象，其犯行和性格實在很多樣化。他們不但不會對被害者產生良心的苛責和罪惡感，還很擅長把自己的行為正當化。

例如，他們會說「是被害人活該」、「不會感到痛苦真是太幸運了」，自私自利地合理化自我行為。他們發表這些言論時的態度過於理所當然，周遭的人多半都會感到不知所措。

犯罪型病態人格者的光譜

容易偏離常軌
幼年時期就行為不檢
有假釋多次被取消的紀錄
犯罪類型多樣化

追求刺激
容易厭膩
寄生般的生活
個性衝動，不負責任

反社會

生活型態

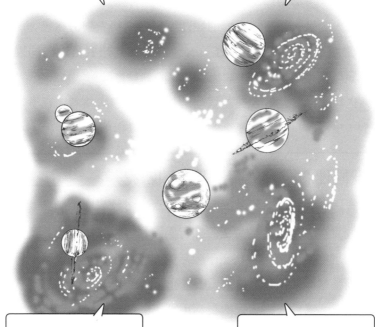

人際關係

情感方面

外在頗具魅力
口才便給
對自己評價過高
病態說謊
喜歡騙人

沒有良知和罪惡感
情感淡漠
冷漠，沒有同理心
無法替自己的行為負責

缺乏同理心

情感方面的障礙

假裝有同理心的病態人格者

在過去，有人認為對被害者的同理心能夠抑制反社會行為，然而病態人格者無法對別人的情緒和痛苦感同身受，不懂得同理別人，而同理心薄弱正是病態人格的診斷標準之一。

有人認為，語言能力好的犯罪型病態人格者詞彙豐富，能夠更適當地裝出有同理心的樣子，因為當他們想要表現出同理心時，只要直接模仿別人，說出具同理心的發言即可。

也發生過有些收容在監獄裡的犯罪型病態人格者，在多次被問到「會不會良心不安或後悔」之後而加以模仿的。

欠缺同理心讓人更容易犯下凶惡犯罪

我們很容易就能想像到，病態人格者很難對別人的恐懼和悲傷感同身受，所以對於做出犯罪行為沒什麼抗拒感。也就是說，缺乏同理心讓他們更容易犯下凶惡的罪行，因為他們無論犯罪行為如何殘暴，都不會對被害人產生罪惡感。

然而，病態人格者很擅長利用別人的同情心，即使謊言被揭穿，也會利用對方的同情心來脫身。他們自己對別人如此地沒有同理心，卻能夠利用別人的同理心，這可說是犯罪型病態人格者的特殊能力。

犯罪型病態人格者的情感狀態，或許就像一個空空如也的箱子。

無法對別人的痛苦感同身受

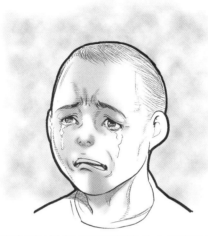

有個測驗可以檢測自律神經對他人痛苦的反應，
給受試者看別人苦惱模樣的照片，同時偵測他的膚電反應，
結果是病態人格者對這類影像的反應明顯低落。

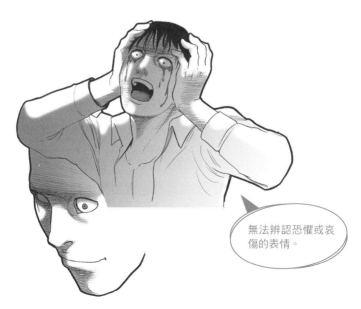

無法辨認恐懼或哀傷的表情。

操控別人，並率領整個團體

以邪教教主身分統治眾人的病態人格者

支配型病態人格者

有些病態人格者喜歡單獨行動，但也有些支配型病態人格者會操控崇拜者的心，以領導者的身分統治眾人，將其當作小嘍囉一樣使喚。

支配型病態人格者不會自己動手，而是徹底利用那些崇拜者，使其主動為自己做事。他們對崇拜者以外的人都很冷淡，還會除掉礙事者，也善於找出別人的弱點並操控其心靈，只要留在那個集團裡就無法擺脫洗腦。由於支配型病態人格者並不像暴力型那樣會衝動地使用暴力，所以很難看出他是支配型病態人格者。

負責動手殺人的曼森家族

查爾斯·曼森（Charles Manson）於1960年代時將離家出走的嬉皮少女集結起來，組成盲信的邪教集團「曼森家族」（The Manson Family），還利用搖腳丸（LSD）等毒品控制那些少女。

曼森具有強烈的妄想型思覺失調症傾向，他從披頭四的同名歌曲得到靈感，對信徒們提倡名為「Helter Skelter」（手忙腳亂）的末日論。為了使名為「Helter Skelter」的種族戰爭得以實現，他指示信徒們親手殺害白人，並且把罪行歸咎於黑人。

女信徒遵照曼森的指示，殺害當時懷有八個月身孕的女演員莎朗蒂（Sharon Tate），此外也執行了其他殺人計畫，以狂砍幾十刀的手法進行了殘酷的殺戮。雖然服用毒品可能也有關係，但信徒們的病態人格傾向應該很強烈。

成為邪教教主的病態人格者

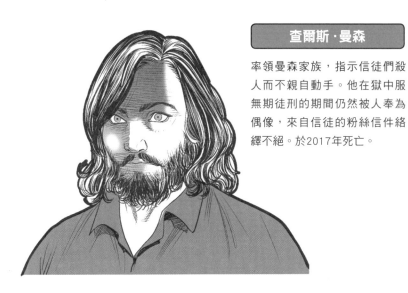

查爾斯‧曼森

率領曼森家族，指示信徒們殺人而不親自動手。他在獄中服無期徒刑的期間仍然被人奉為偶像，來自信徒的粉絲信件絡繹不絕。於2017年死亡。

曼森家族

曼森家族是指那些將曼森奉為教主的女性，她們負責動手殺人。犯案時，女演員莎朗蒂為了腹中的胎兒請求饒命，但教徒蘇珊‧艾特金斯（Susan Atkins）卻反嗆「妳的小孩生不生都無所謂」，對她瘋狂砍殺數十刀。蘇珊事後才得知她殺了誰，並表示自己「開心地一直發抖」。

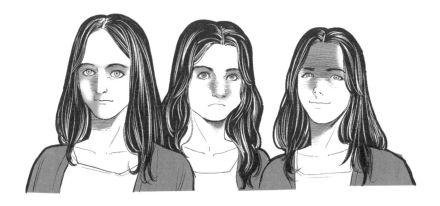

接連不斷地殺人

病態人格者變成
連續殺人犯的原因

一次又一次地追求殺人的刺激和快感

　　「Serial killer」（連續殺人犯）是1980年代開始傳開來的新名詞，據說發明人是前FBI搜查官羅伯・K・雷斯勒。

　　雷斯勒發明這個詞的靈感來自電影院每週都會上映的兒童短篇電影《冒險系列》（Serial Adventure，暫譯），這系列短篇電影的每一集結局都不完整，看了一集就會想要繼續看下一集。雷斯勒認為連續殺人犯的情況也一樣，他們每次殺了人之後，就覺得下一次殺人會帶來更完美的快感，對殺人的欲望逐次增強。一樁殺人事件帶來刺激，使其一次又一次地殺人。病態人格者無止境的欲望讓他們克制不住尋求刺激的衝動，經過一定的冷卻期（休息期間）之後，又會像上癮似地連續犯案，這就是他們的特徵。

先天和後天兩大因素催生了怪物

　　連續殺人犯之所以殺人，絕大多數都是為了滿足自己的異常心理，屬於享樂殺人。然而，大部分的連續殺人犯都和普通人一樣融入了社會，有些人甚至還有工作、家庭和小孩。

　　有一部分的連續殺人犯並不是病態人格者，但患有其他精神疾病。不過，這兩者的共通點在於他們在先天上都罹患了特定疾病，在後天上則是經歷了特定的人生經驗（例如幼年時期和家人的連結薄弱或缺少愛）。也就是說，先天和後天的因素複雜地相互作用。

連續殺人犯的定義

雖然每個專家對連續殺人犯的定義都不盡相同，
但有以下的例子。

☐ 至少殺害3個人，期間長達30天以上。

☐ 犯下2件或2件以上的個別殺人案，單獨犯案或和共犯在一定期間內犯下多件殺人案，且每個案件之間有空白（冷卻期）。

☐ 在長期內至少殺害10人，手法殘暴，而且具有儀式感（對連續殺人犯而言有特殊意義）。

「小丑殺手」蓋西

連續殺人犯約翰‧韋恩‧蓋西（John Wayne Gacy）會在假日扮成小丑的模樣去慰問慈善團體，但另一方面卻把多達33名少年邀到家中予以強姦並殺害，再將屍體埋在地板底下。蓋西的小丑形象被稱為「小丑殺手」（The Killer Clown），據說史蒂芬‧金所著的小說《牠》，當中的殺人魔潘尼懷斯（Pennywise）正是受其影響。

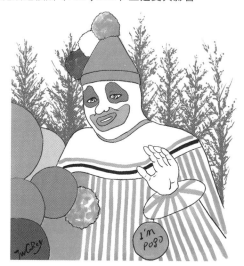

蓋西畫的「小丑殺手」在連續殺人愛好者之間很受歡迎，經常被人高價買賣。

連續殺人犯的三大分類

秩序型、無秩序型、混合型

FBI的犯罪側寫系統**把連續殺人犯分為秩序型、無秩序型和混合型三類**。

秩序型連續殺人犯擁有高於平均的知性和魅力，也有某種程度的社會地位。其犯罪會有計畫地進行，案發現場不會留下證據，具有作案越多次，手法就越熟練的傾向。

無秩序型連續殺人犯做事走一步算一步，缺乏計劃性。他們在家庭中經常受到虐待，有時具有過度的暴力傾向。他們受到社會孤立，教育程度低，多半有精神障礙，會在案發現場留下證據。

混合型連續殺人犯是秩序型和無秩序型混合，尤其秩序型連續殺人犯在作案初期，犯案現場會和無秩序型有共通的痕跡。

進一步的分類

除了FBI的三大分類之外，犯罪學家羅納德‧M‧霍姆斯（Ronald M. Holmes）等人基於研究犯罪的目的，根據動機以及從犯罪中得到的滿足感將連續殺人犯分為以下四類：① **幻視型**：聽從內在的聲音或幻覺而殺人；② **使命型**：相信除掉妓女或不同種族等特定人士是自己的使命；③ **享樂主義型**：又可區分成為了取財而殺人的利益型、為了得到性快感的性慾型，以及以殺人行為本身為樂的刺激型；④ **權力支配型**：透過折磨和控制獵物來得到性興奮和喜悅。多數連續殺人犯屬於④權力支配型，在前面介紹的蓋西和後面提到的泰德‧邦迪等連續殺人犯身上都能看到這種顯著的傾向。

FBI的連續殺人犯三大分類

秩序型連續殺人犯

☐ 會精心計畫犯行。

☐ 挑選犧牲者，加以跟蹤。

☐ 對和犧牲者交談樂在其中。

☐ 在其他地方獵捕、殺害犧牲者和處理屍體。

☐ 事先準備好綁縛工具和兇器。

☐ 於犧牲者生前與他發生性行為。

☐ 用暴力或脅迫操控犧牲者。

☐ 用交通工具代步。

☐ 會在遠離自家的地方犯案。

☐ 會掌握媒體上的資訊和警方的偵查進度。

☐ 犯案越多次，手法越熟練。

無秩序型連續殺人犯

☐ 作案時沒有計畫，走一步算一步。

☐ 盡量少和犧牲者對話。

☐ 使用案發現場的物品作為兇器，並丟棄在現場。

☐ 享受和屍體發生性行為。

☐ 將屍體丟棄在現場或帶回自家保管。

☐ 將屍體毀損得不成人形。

混合型連續殺人犯

☐ 混合秩序型和無秩序型的手法。

※引用自彼得・佛倫斯基（Peter Vronsky）的著作《連環殺手》（Serial Killers）。

美國殺人魔泰德‧邦迪

智商 160、擁有高學歷的連續殺人犯

　　智商160、擁有高學歷、英俊外表和雄辯口才的泰德‧邦迪（Ted Bundy）是個殺人魔，同時也是英文「Serial Killer」一詞的起源。從1970年起到1978年被捕的這幾年當中，他至少在七個州強姦了30名女性，再加以殺害、分屍並凌虐屍體，但實際的被害人數不明。邦迪對女性的喜好很一致，都鎖定年輕有魅力、留著中分長髮的單身白人女性。

　　邦迪的作案手法是假裝成傷者接近女性，拜託她們幫忙把行李搬進車子，在車裡綁架她們，用鈍器毆打其頭部使其昏迷，然後加以強姦、勒斃、姦屍並斬首。據說他有時會好幾次回到案發現場不斷凌虐屍體，直到屍體腐朽得不成人形。而他綁架被害人的手法也隨著多次殺人變得更加俐落。

「邪惡至極，凶惡且卑劣得令人震驚」

　　1975年，邦迪涉嫌綁架一名女性且施暴未遂而遭到逮捕，這時還沒有足夠的證據顯示他就是一連串殺人案的真兇。入獄後的邦迪在1977年兩度逃獄，第二次逃走後馬上就潛入兩間女子宿舍，在短短幾十分鐘內殺害兩名女大學生，並使三名女大學生身受重傷。隔了幾天，他又綁架並殺害一名12歲少女，在逃亡時被警方逮捕。

　　主審法官愛德華‧道格拉斯‧考特（Edward Douglas Cowart）以「邪惡至極，凶惡且卑劣得令人震驚」形容邦迪的罪行，將他判處死刑。令人驚訝的是，邦迪甚至在審理過程中和從前的女同事在監獄裡結婚，並且還生了小孩。最後，他在1989年被處以電椅之刑。

泰德・邦迪的犯行

1970～1978年

邦迪至少在七個州強姦、殺害了30名女性並加以分屍、凌虐，但這還只是有找到屍體的數字，有人認為犧牲者人數比這更多。

據說邦迪在死刑判決難以撼動之後，才招供自己如何對待被害人。

協助調查連續殺人犯

據說負責偵辦的刑警羅伯特・開普（Robert David Keppel）從獄中的邦迪身上得到辦案的靈感，將邦迪犯下連續殺人案的手法用來追查其他連續殺人犯。

> 「罪是為了支配人類而存在的機制，不但不健康，
> 還會為人類的身體帶來可怕的效果。會產生罪惡感的人，
> 就和藥物成癮者以及被金錢附身的商業人一樣可憐。
> 罪惡感無法解決任何問題，只會讓人受傷。」——泰德・邦迪

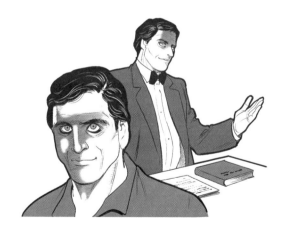

邦迪在法學院學過法律，即使有公設律師，他仍然在法庭上為自己辯護。其審理過程透過電視轉播，連續好幾天都有女性觀眾寄來粉絲信。

殺害凡賽斯的
安德魯‧菲利普‧庫納南

總是為了讓自己看起來很棒而虛偽矯飾

從1997年4月到7月，安德魯‧菲利普‧庫納南（Andrew Phillip Cunanan）殺害了包括時尚設計師吉安尼‧凡賽斯（Gianni Versace）在內的五名男性，是個連續殺人犯。他是菲律賓裔美國人父親與義大利裔美國人母親所生的孩子，智商高達147，聰明又善於交際，但為了能經常粉飾自己的私生活而有說謊癖。在庫納南19歲時，父親為了逃避貪汙罪名，丟下老婆和兒子逃往菲律賓。當母親得知庫納南是同性戀時，庫納南和母親起了爭執，並對她施以暴力。在這之後，庫納南從大學退學，在金援他的富裕老人身邊當私人祕書，藉此賺取零用錢。有個說法是，庫納南之所以殺害五個人，和金援者之間的關係破裂可能也是原因之一。

殺害凡賽斯的動機不明

庫納南最初殺死的對象是好友傑佛瑞‧特里奧（Jeffrey Trail）。後來，他帶著男友大衛‧麥德遜（David Madson）逃到明尼蘇達州，在湖岸邊將他槍殺。在伊利諾州時，他用布膠帶綁住房地產開發商李‧米格林（Lee Miglin），持螺絲起子殘忍地刺了他幾十次致死。在紐澤西州時，他只為了偷車就將墓園管理員威廉‧瑞斯（William Reese）槍殺。庫納南被美國聯邦調查局列為十大通緝要犯，當FBI正追查他時，他現身於邁阿密海灘，於別墅前槍殺了時尚設計師凡賽斯。據說凡賽斯和庫納南只在1992年見過幾次面，庫納南殺害凡賽斯的動機不明，但凡賽斯不但曾經公開出櫃還名利雙收，對庫納南來說，凡賽斯或許是一個不可饒恕的象徵。

安德魯‧菲利普‧庫納南的犯行

【犯罪紀錄】

1997年

4月27日　第一次殺人

他在男友大衛‧麥德遜位於明尼蘇達州的公寓，用鐵鎚多次毆打好友傑佛瑞‧特里奧（當時28歲）並加以殺害。

5月3日　第二次殺人

在明尼蘇達州的湖岸槍殺男友大衛‧麥德遜（當時33歲）。

5月4日　第三次殺人

在伊利諾州時，他用車庫裡的布膠帶綁住房地產開發商李‧米格林（72歲），持螺絲起子將他連刺幾十次致死。

5月9日　第四次殺人

在紐澤西州時，槍殺墓園管理員威廉‧瑞斯（45歲）。

7月15日　第五次殺人

在佛羅里達州邁阿密海灘的別墅前方，對時尚設計師凡賽斯連開兩槍致死。

7月23日　舉槍自盡

他潛入邁阿密海灘的船屋裡舉槍自盡。

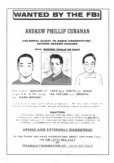

被列入FBI十大通緝要犯的庫納南。

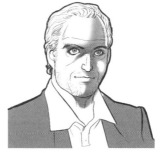

被庫納南殺害的時尚設計師吉安尼‧凡賽斯。

被病態人格者養
大的病態人格者

大量殺人魔
亨利·李·盧卡斯

愛說謊的大量殺人魔

　　據說美國的連續殺人犯亨利·李·盧卡斯（Henry Lee Lucas）從1960年代到1983年在全美殺害了300多人，但被害人數仍不確定。盧卡斯有說謊的習性，1983年被捕後，他供稱自己大約涉及了1000件殺人案，但警方認為他的供詞可信度很低，因為只要他主動供出新的殺人案，就能享用特別的餐點、走出監獄重回作案現場協助蒐證，而且不會被處刑。然而，他像呼吸般無差別地大量殺人也是事實。此外，盧卡斯還肆無忌憚地公開宣稱自己不先殺了人再做愛就無法滿足。他第一次殺人是在14歲的時候，強姦了17歲少女並加以勒斃。在盧卡斯心目中，做愛與殺人同義。

被病態人格的母親施以肢體和性虐待

　　盧卡斯的母親薇歐拉（Viola）以賣春維生，他度過了一段被母親持續施以肢體與性虐待的童年。薇歐拉強迫少年盧卡斯觀看她與恩客性交的過程、用隨手可得的物品加以毆打、在盧卡斯面前射殺他養的騾子、讓他在開學日穿著女裝上學。病態人格母親的虐待和掌控長年折磨著盧卡斯，到了1960年，他終於殺害了母親，但在這之後，來自母親的幻影和幻聽仍然持續不斷。盧卡斯不斷反覆被捕與保釋，還和食人魔男妓奧蒂斯·圖爾（Ottis Elwood Toole）搭檔，毫無規律地持續殺害男女老幼。若說到在幼年時期身心受創所催生的病態人格者，盧卡斯可說是最具代表性的例子。

亨利・李・盧卡斯的犯行

【犯罪紀錄】

1951年
強姦、殺害17歲少女。

1960年
殺死母親薇歐拉。

1983年
因涉嫌殺害82歲的凱特・里奇（Kate Rich）與15歲的同居人貝琪・鮑威爾（Becky Powell）而遭到逮捕。之後，他還暗示自己殺害的人數多達1000人，因而受到全美矚目。

根據盧卡斯的自白，他從1952年到1983年與男妓奧蒂斯・圖爾搭檔，不停地犯下強姦、殺人、強盜與縱火案，且對象不分男女老幼。

醫生發現盧卡斯有大範圍的腦部損傷，他的判斷能力因為小時候頭部受傷而受損，此外也因為鉛和鎘中毒而喪失嗅覺，身上散發出強烈的臭味。

2001年
在監獄內心臟病發身亡。

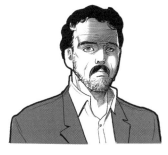

盧卡斯在入監後信奉基督教，此後開始主動招供，但其供詞的真偽不明。

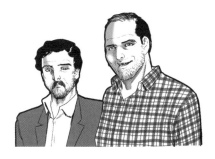

盧卡斯和他的犯罪搭檔奧蒂斯・圖爾。此外，盧卡斯也是湯瑪士・哈理斯筆下的凶惡罪犯「漢尼拔・萊克特」的藍本之一。

同公寓的房客就是真兇

江東區公寓神隱事件

在電視上發表評論的加害者

　　2008年4月18日，東京都江東區一名和姊姊同住在公寓的23歲女性突然下落不明。回到家的姊姊發現屋內有血跡，而妹妹又不見蹤影，於是便立刻報警。由於監視器都沒有拍到該名女性外出的畫面，導致大批媒體湧向公寓，將此報導為「現代的神隱事件」。

　　在媒體報導白熱化時，相隔兩間房的房客星島貴德（當時34歲）頻繁出現在鏡頭前，裝作和案件無關的樣子並且若無其事地受訪，還開口安慰被害者的父親，甚至打電話向公寓管理公司申訴。之後，警方把全公寓的房客找去問話，採集指紋並搜索住宅。一個月後再次採集指紋，發現被害人房裡殘留的指紋和星島的指紋一致，於5月25日將其逮捕。星島事先用藥品動了些手腳，使警方不容易採集到指紋。

裝作要打開放了屍塊的紙箱

　　星島為了把年輕女性當作性奴，在4月18日晚間入侵被害人房內，埋伏著等待被害人回家，將其打昏並綁架到自己房內。之後，星島得知警察已經開始進行搜查，便用菜刀刺進被害人的脖子加以殺害、分屍，藏在冰箱和屋內的紙箱裡。隔天警方上門搜查時，他主動打開房裡的紙箱給警方看，一副自信滿滿的樣子指著裝有屍塊的紙箱問：「要打開來看看嗎？」裝出樂意協助搜查的態度，成功逃避追緝。

江東區公寓神隱事件之犯行

【犯罪紀錄】

2008年

4月18日　綁架、殺死被害女性。

潛入被害人房內等其回家，將其打昏並綁架到自己房內，於同一天用菜刀割喉致死。

在隔天自願配合警方搜索住宅之前，星島將被害人分屍，並將一部分屍塊藏在冰箱和紙箱裡，或是丟進馬桶裡沖到下水道。

所有屍塊都在5月1日之前沖進馬桶或丟到垃圾處理場。

5月25日　逮捕

警方以私闖民宅的罪嫌將星島逮捕。
後來又以毀損屍體、棄屍與殺人罪嫌再次將其逮捕。

2009年

6月11日　判決

星島被判無期徒刑定讞。

加害者的病態人格傾向

· 只因為「想把女性當作性奴」這種輕率的動機就犯案。

· 在案發後接受媒體訪問，泰然自若地說謊。

· 面對警方即將前來搜查一事毫不害怕，表現得充滿自信。

· 將被害者切割成49塊骨頭和
　172塊邊長約5公分的肉塊，
　分屍手法到了異常的程度。

· 對斷手斷腳的女性相當執著。
　（在社群網站的個人檔案欄
　位公開這項癖好，並製作相
　關內容的同人誌）

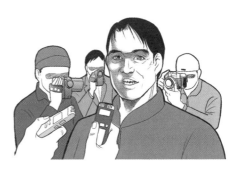

日本未成年人 所犯下的殺人事件

未成年者的享樂殺人

動機是「想要嘗嘗殺人的滋味」

1997年，兵庫縣神戶市發生了「神戶連續兒童殺傷事件」，犯案當時才14歲的國中生少年Ａ殺害兩名兒童且使三名兒童受傷。由於被害者被切下的頭顱上夾著以「酒鬼薔薇聖斗」名義發出的犯案聲明文，所有媒體都報導了其犯案手法的殘虐性。

此外，2014年，一名當時15歲的女高中生在自家寢室殺害了女同學，前來公寓訪查的警察在她寢室床上發現了切斷的頭顱和左手掌。

這兩個案件的共通點在於，凶手的犯罪動機都是「想要嘗嘗殺人的滋味」。

凶惡犯罪的年齡並沒有降低

右頁是日本未成年人所犯下的殺人事件一覽表。看了這張表，會覺得從2000年以後，以殺人為目標的享樂殺人案變得很顯著，但凶惡犯罪的年齡層並不像媒體所報導的那樣越來越低。根據《犯罪統計書》，15歲到25歲的殺人事件數量從1980年起便大幅減少，維持在非常低的數字。此外，他殺案件的被害人數在2018年有272人，這個數字也有逐年降低的傾向。在統計上，15歲到29歲的凶惡案件其實是減少的。儘管如此，15歲上下未成年人所犯下的殺人案件還是很引人注目，這應該是因為人們無法理解未成年犯「想要殺個人看看」的動機，所以才對那些案件留下深刻印象。

疑似有病態人格的
未成年人所犯下的殺人事件

1988 年　**女子高中生水泥埋屍案**
當時 15 ～ 18 歲的 4 名少年綁架、監禁、強姦女高中生並對其施暴。

1992 年　**千葉縣市川市一家四口滅門案**
當時 19 歲的少年殺害女高中生的雙親、祖母與妹妹（4 歲）。

1997 年　**神戶連續兒童殺傷事件**
當時 14 歲的少年殺害 2 名兒童，使 3 名兒童受傷。

1999 年　**光市母女殺人事件**
當時 18 歲的少年強姦母親，並將母女兩人殺害。

2000 年　**西鐵巴士挾持事件**
當時 17 歲的少年挾持巴士與 22 名人質，並殺害 1 名女性乘客。

2003 年　**長崎男童綁架殺人事件**
當時 12 歲的少年殺害 4 歲男童。

2004 年　**佐世保小 6 女童殺人事件**
當時 11 歲的國小 6 年級女童殺害同學。

2010 年　**石卷三人殺傷事件**
當時 18 歲的少年砍傷前女友的 3 名親友。

2014 年　**佐世保女高中生殺人事件**
當時 15 歲的女高中生殺死同學。

2014 年　**名古屋女大學生殺人事件**
當時 19 歲的女大學生殺害 77 歲女性，她在高中時期就曾以硝酸鉈
殺害同學未遂，也曾犯下縱火案。

你將來可能會遇到的病態人格者

小心這些屬於犯罪
預備軍的病態人格者

　　本章介紹了比電影和小說更可怕的病態人格連續殺人犯，他們其實非常少見，但據說病態人格者占了一般人口的1～3％。日本社會的病態人格比例比歐美更低，也有人說只有歐美的十分之一。我們在社會上遇到病態人格罪犯的機率非常低，但是遇到融入社會的病態人格者的機率可說是很高的。在那當中，或許就有會在公司裡犯下詐欺或侵占的病態人格罪犯預備軍。此外，即使不至於犯罪，但病態人格者也有可能在人們身邊引發金錢糾紛或利用別人。絕大部分的人都是受害了才知道對方是病態人格者，為了保護自己不受這些犯罪預備軍和病態人格者侵害，不要靠近他們、趕快逃離才是最好的預防方法。對方或旁人會怎麼看待你並不是重點，特別是在面對病態人格者時，「逃避雖可恥但有用」這句話再正確不過了。

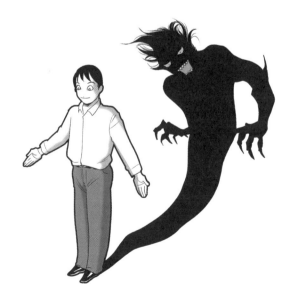

●參考文獻

《說起謊來毫不猶豫的病態人格者大腦：以受刑人為對象的大腦功能掃描圖像研究實證》（ためらいなく嘘をつくサイコパスの脳──収監中の囚人を対象とした脳機能画像研究で 証──，暫譯），阿部修士、約書亞・格林（Joshua D. Greene）、肯特・凱爾（Kent A. Kiehl）合著，京都大學

《連環殺手》(Serial Killers，暫譯)，彼得・佛倫斯基（Peter Vronsky）著，Berkley出版

《默克診療手冊專業版》（Merck Manual）（https://www.msdmanuals.com/ja-jp/）

《精神治療史》(Histoire de la psychiatrie，暫譯)，雅克・霍克曼(Jacques Hochmann)著，Presses Universitaires de France出版

《病態人格者的心靈》(Inside the Mind of a Psychopath，暫譯)，肯特・凱爾（Kent A. Kiehl）、約書亞・巴克霍茲（Joshua W. Buckholtz）著，Scientific American Mind, Vol. 21, No. 4, p 22-29; September/October 2010.

《每一次死亡：連環殺手安德魯・庫納南謀殺設計師吉安妮・凡賽斯的真實故事》(Death at Every Stop: The True Story of Serial Killer Andrew Cunanan - The Man Who Murdered Designer Gianni Versace，暫譯)，衛斯理・克拉克森（Wensley Clarkson）著，St. Martin's Paperbacks出版

《國際疾病傷害及死因分類標準第十版》（The International Statistical Classification of Diseases and Related Health Problems 10th Revision，ICD-10），世界衛生組織著

《在沙發上的經濟學：看佛洛伊德與榮格如何診斷經濟學的惡疾》，托馬斯・賽德拉切克（Tomas Sedlacek）、奧利佛・唐澤（Oliver Tanzer）著，商周出版

《破案神探：FBI首位犯罪剖繪專家組兇檔案》，約翰・道格拉斯（John Douglas）、馬克・歐爾薛克（Mark Olshaker）著，時報出版

《從佐世保殺人事件中看見大眾媒體第二代是加害者》（佐世保殺害事件に見るマスメディア第二世代としての加害者，暫譯），武田徹著，朝日新聞社論壇

《不像話的真相：企業家裡有很多病態人格者》（経営者には“サイコパス”が多い」不都合な真 ，暫譯），凱文・達頓（Kevin Dutton）著，PRESIDENT，2015年11月16日

《非典型力量：瘋癲的智慧、偏執的專注、冷酷的堅毅，暗黑人格的正向發揮》，凱文・達頓著，大牌出版

《病態人格者提高專注力的方法》（サイコパス流「集中力のすごい高め方」，暫譯），凱文・達頓、大野和基著，PRESIDENT，2017年3月20日

《病態人格：是藏著惡意的善良，還是富有魅力的瘋狂？》，中野信子著，究竟出版

《兒童的病態人格特質與攻擊行為的關聯》（子どものサイコパス特性と攻撃行動との 連，暫譯），西村多久磨、村上達也著，人類發展研究(Human Developmental Research.)第28期，2014，p161-164

《兒童虐待診療入門第2版》（子ども虐待診療の手引き 第2版，暫譯），日本小兒科學會著

《DSM-5精神疾病診斷與統計手冊》

《臨床心理學事典》（心理臨床 事典，暫譯），日本臨床心理學會編著，丸善出版

《偏執狂與刑事責任：19世紀前半的法國刑法與醫學（二・完）》（モノマニーと刑事責任──一九世紀前半のフランスにおける刑法と（二・完），暫譯），波多野敏著，京都學園法學1944年第2號

《病態人格的真相》（サイコパスの真 ，暫譯），原田隆之著，筑摩新書出版

《異常享樂殺人》（異常快楽殺人，暫譯），平山夢明著，角川出版

《人性中的善良天使：暴力為什麼會減少》(The Better Angels of Our Nature: Why Violence Has Declined，暫譯)，Steven Pinker著，Penguin Books出版

《天生變態：一個擁有變態大腦的天才科學家》，詹姆斯・法隆著，三采出版

《父母會傷人》，蘇珊・佛渥德（Susan Forward）著，張老師文化出版

《大腦與責任能力：菲利普・皮內爾所言》（脳と責任能力：フィリップ・ピネルが語ること，暫譯），福井裕輝著，日本生物學精神學會誌21巻2號

《病態人格者：冷淡的腦》(The Psychopath: Emotion And The Brain，暫譯)，詹姆斯・布萊爾（James Blair）、德瑞克・米契爾（Derek Mitchell）、卡莉娜・布萊爾（Karina Blair）著，Blackwell Pub出版

《沒有良知的人：那些讓人不安的病態人格者》（Without Conscience：The Disturbing World of the Psychopaths Among Us），羅伯特・海爾著，遠流出版

《穿著西裝的蛇：職場上的病態人格者》(Snakes in Suits: When Psychopaths Go to Work，暫譯)，羅伯特・海爾、保羅・巴比亞克（Paul Babiak）著，HarperBusiness出版

《法務綜合研究所研究部報告50：無差別殺傷事犯之相關研究》（法務 合研究所研究部報告50 ：無差別殺傷事犯に する研究，暫譯），法務綜合研究所著，法務省

《美國謀殺案》(Murder in America，暫譯)，羅納德・M・霍姆斯（Ronald M. Holmes）、史蒂芬・T・霍姆斯（Stephen T. Holmes）著，SAGE Publications, Inc出版

《恐懼緣由：情感如何將利他主義者、病態人格者和之間的每個人聯繫在一起》(The Fear Factor—How One Emotion Connects Altruists, Psychopaths, and Everyone In-between，暫譯)，Abigail Marsh著，Basic Books出版

《異端者創造時代》（異端者たちが時代をつくる，暫譯），松井清人著，PRESIDENT社出版

《社群網站上出現毒舌帳號的原因～看漫畫搞懂身心科in秋葉原～》（SNSで「毒舌アカウント」が生まれる理由~マンガで分かる心療内科in秋葉原，暫譯），Yuu精神科診所秋葉原分院https://yakb.net/man/792.html

《暴力犯罪的大腦檔案：從神經犯罪學探究惡行的生物根源，慎思以治療取代懲罰的未來防治計畫》，艾德里安・雷恩著，遠流出版

國家圖書館出版品預行編目資料

看穿身邊的病態人格：帶你了解身邊的病態人格者，輕鬆
辨識他們的特徵，看穿他們偽裝的方法！/ YUUKI YUU
監修；伊之文譯 . -- 初版 . -- 臺中市：晨星出版有限公司，
2021.02
面；公分 . -- (勁草生活；479)

譯自： イラスト図解 サイコパス

ISBN 978-986-5529-95-6 (平裝)

1. 精神病學 2. 人格障礙症

415.95　　　　　　　　　　　　　　　　　　109020218

勁草生活 479

看穿身邊的病態人格

帶你了解身邊的病態人格者，輕鬆辨識他們的特徵，看穿他們偽裝的方法！

イラスト図解 サイコパス

監修者	YUUKI YUU
繪者	TAKAO
譯者	伊之文
編輯	王韻絜
校對	伊之文、王韻絜
封面設計	戴佳琪
排版	陳柔含

日文版 staff
編輯製作 /edit24、有限会社フロッシュ
封面設計 /cycledesign
內頁設計 /cycledesign
封面・內頁繪圖 /TAKAO
校對 / 山口芳正

創辦人	陳銘民
發行所	晨星出版有限公司
	台中市 407 工業區 30 路 1 號
	TEL：(04)23595820　FAX：(04)23550581
	行政院新聞局局版台業字第 2500 號
法律顧問	陳思成 律師
初版	西元 2021 年 2 月 20 日初版 1 刷
總經銷	知己圖書股份有限公司
	106 台北市大安區辛亥路一段 30 號 9 樓
	TEL：02-23672044 / 23672047　FAX：02-23635741
	407 台中市西屯區工業 30 路 1 號 1 樓
	TEL：04-23595819　FAX：04-23595493
	E-mail：service@morningstar.com.tw
	網路書店 http://www.morningstar.com.tw
讀者服務專線	04-23595819#230
郵政劃撥	15060393（知己圖書股份有限公司）
印刷	上好印刷股份有限公司

歡迎掃描 QR CODE
填線上回函

定價 350 元
ISBN 978-986-5529-95-6

Original Japanese title: ILLUST ZUKAI PSYCHOPATH
© YUUKIYUU 2020
Original Japanese edition published by Nitto Shoin Honsha Co., Ltd.
Traditional Chinese translation rights arranged with Nitto Shoin Honsha Co., Ltd.
through The English Agency (Japan) Ltd. and AMANN CO., LTD., Taipei
All rights reserved
Printed in Taiwan